Comment devenir un centenaire en bonne santé ?

William Buchs

A ma femme et à mon fils.

Comment devenir un centenaire en bonne santé ?

Sommaire

Introduction

Comment devenir un centenaire en bonne santé ?

Augmentation de l'espérance de vie

Avec les avancées des nouvelles technologies et de la recherche scientifique, il devient de plus en plus facile de connaître notre espérance de vie. Premier constat, et je ne vais rien vous apprendre, nous vivons de plus en plus longtemps quel que soit le pays dans lequel nous sommes nés. Selon les Nations Unies, les personnes nées dans les années 1950 pouvaient espérer vivre en moyenne 47 ans contre 71 ans pour les personnes nées dans les années 2010[1].

Depuis les années 1960, l'Amérique latine et l'Asie se sont rapprochées des indicateurs européens mais l'Afrique peine à rattraper son retard par manque de moyens sanitaires. Au niveau mondial, les filles nées en 2015 ont une espérance de vie de 74 ans contre 69 ans pour les garçons[2].

La médecine a réalisé des progrès spectaculaires depuis deux siècles. Au milieu du 19ème siècle, Louis Pasteur et Robert Koch découvrent le rôle des micro-organismes (bactéries, virus et parasites). Leurs travaux ont permis la mise au point de l'antisepsie chirurgicale et la découverte de vaccins et des antibiotiques.

En 1880, le chirurgien Stéphane Tarnier met au point des couveuses pour les enfants prématurés. A cette époque, de nombreux nourrissons prématurés ne survivaient pas à la naissance.

Parmi les grandes avancées de la médecine du 20ème siècle, on peut relever la transfusion sanguine, l'ECG, le pacemaker, la greffe du cœur, l'IRM (Imagerie par Résonnance Magnétique), la fécondation in vitro ou encore la thérapie génique.

Au 21ᵉᵐᵉ siècle, les nouvelles technologies permettent d'accélérer le développement de la recherche en médecine. Certains chirurgiens sont maintenant accompagnés de robots reliés à des IRM pour leur permettre de gagner en précision. A chaque nouvelle étape, l'espérance de vie augmente progressivement.

Cette amélioration de la santé est aussi associée avec des progrès sociaux depuis 25 ans. Par exemple, le nombre de personnes vivant dans l'extrême pauvreté au niveau mondial a diminué de plus de 50% depuis 1990[3]. L'éducation progresse dans l'ensemble des pays avec une augmentation de l'alphabétisation.

Les vaccinations et les conditions d'accouchement s'améliorent progressivement dans les pays pauvres. Il faut tout de même rester vigilant en gardant à l'esprit que les inégalités restent toujours fortes entre les pays riches et les pays pauvres.

Un Français aura beaucoup plus de chances de devenir centenaire qu'un habitant de la Sierra Leone où l'espérance de vie est la plus faible au monde, 50 ans. En France, il y a actuellement 21 000 centenaires. L'institut national de la statistique et des études économiques (INSEE) prévoit 270 000 centenaires Français en 2070, soit 13 fois plus qu'aujourd'hui[4].

L'espérance de vie sans incapacité se stabilise

Malgré l'augmentation de l'espérance de vie à l'échelle mondiale, un autre indicateur est essentiel à prendre en compte. C'est ce que l'on nomme l'espérance de vie sans incapacité, ou espérance de vie en bonne santé. L'espérance de vie en bonne santé mesure la durée pendant laquelle nous vivons sans maladie ou sans souffrir d'incapacité dans les gestes de la vie quotidienne.

L'espérance de vie en bonne santé permet d'analyser la qualité du vieillissement. Une fille qui naît en France en 2016 peut espérer vivre jusqu'à 85 ans avec une espérance de vie en bonne santé de 64 ans[5].

Cela veut donc dire qu'une Française qui naît en 2016 devra sûrement vivre les 21 dernières années de sa vie avec une maladie ou une incapacité. Les données statistiques montrent que si les Français vivent de plus en plus longtemps, leur espérance de vie en bonne santé se stabilise.

Si l'espérance de vie continue d'augmenter sans augmentation similaire de l'espérance de vie en bonne santé, cela conduit l'humanité à souffrir de plus en plus longtemps en fin de vie. C'est la raison pour laquelle de nombreuses personnes s'interrogent sur le sens donné au prolongement du vieillissement. Pourquoi vieillir plus longtemps si c'est pour passer les 20 ou les 30 dernières années de sa vie à souffrir ?

Les maladies de civilisation

Pour prolonger à la fois l'espérance de vie et l'espérance de vie en bonne santé, la recherche se concentre sur deux strategies : diminuer le nombre de maladies et ralentir le vieillissement. Actuellement, la recherche en médecine investit beaucoup d'argent sur ce que l'on nomme les maladies de civilisation. Les maladies de civilisation sont des maladies qui s'expliquent à la fois par des causes génétiques et environnementales.

On les divise souvent en quatre catégories : les maladies cardio-vasculaires (cardiopathies ischémiques, accidents vasculaires cérébraux), les maladies du métabolisme (diabète, obésité), les maladies auto-immunes et les maladies dégénératives (cancers, affections neurologiques).

L'Organisation Mondiale de la Santé (OMS) vient de publier un rapport sur les dix principales causes de mortalité entre 2000 et 2016 au niveau mondial[6]. Les maladies cardio-vasculaires maintiennent leur première place.

Il meurt chaque année plus de personnes en raison de maladies cardio-vasculaires que toute autre cause. Plusieurs facteurs peuvent favoriser ces maladies. On retrouve notamment le tabagisme, l'alcool, l'obésité, la mauvaise alimentation ou encore la sédentarité. Le cancer, le diabète de type 2 et les maladies neurodégénératives s'intègrent progressivement dans le classement. Ces maladies sont aussi expliquées par les différents facteurs environnementaux.

Il faut prendre du recul sur ce classement mondial car il ne révèle pas les spécificités liées aux revenus. Le salaire mensuel moyen d'un Burundais est de 20 dollars contre 8238 dollars pour un Norvégien. Vous imaginez bien qu'avec ce type de salaire moyen, les Norvégiens ont plus facilement accès à des soins de qualité que les Burundais. En conséquence, les causes de mortalité ne sont pas les mêmes en fonction du niveau de revenu.

Toujours dans son rapport de 2018, l'OMS présente des comparaisons en prenant en compte le niveau de revenu. Les maladies qui tuent le plus dans les pays à faible revenu en 2016 sont surtout les maladies transmissibles (infections et maladies diarrhéiques). On retrouve aussi les pathologies survenant pendant la grossesse, pendant l'accouchement et les carences nutritionnelles. Le sida reste toujours une cause principale de mortalité dans les pays à faible revenu.

A l'opposé, les pays à revenu élevé révèlent des causes de mortalité très différentes qui se rapprochent du classement international. Ce qui est frappant, c'est de voir que trois cancers font partie de la liste : le cancer pulmonaire (4ème position), le cancer du foie (9ème position) ainsi que le cancer de l'estomac

(10ème position).

Tout comme la maladie d'Alzheimer, le cancer est aussi corrélé au vieillissement. Parmi les facteurs de risque, on retrouve le fameux quatuor « *tabagisme, alcool, mauvaise alimentation et sédentarité* ».

L'analyse de ces données permet de révéler de fortes inégalités mondiales sur les causes de mortalité et donc sur l'espérance de vie. D'autre part, l'analyse met aussi en avant le rôle des facteurs environnementaux sur le développement des différentes maladies de civilisation. L'épigénétique apporte de nouvelles pistes pour expliquer ces phénomènes.

Epigénétique et « *blue zones* »

Depuis les années 2000, l'épigénétique est une branche de la biologie qui s'intéresse aux mécanismes moléculaires capables de réguler l'expression des gènes. Autrement dit, ce nouveau courant de recherche scientifique étudie la capacité de l'environnement à changer notre génome. Dans une étude récente, des chercheurs ont montré que notre environnement pourrait réguler près de deux tiers des 20 000 gènes de notre génome[7].

Pour mieux illustrer la puissance de l'épigénétique, il peut être intéressant d'observer certaines particularités mondiales. Dan Buettner, explorateur au National Geographic, décrit des régions du monde qu'il nomme « *zones bleues* »[8] (blue zones en anglais). Dans ces régions, les habitants ont des records de longévité ainsi qu'une espérance de vie en bonne santé, spectaculaires.

On retrouve la fameuse île d'Okinawa au Japon qui concentre la plus forte proportion de centenaires. On rencontre aussi des centenaires sur l'île d'Ikaria en Grèce, en Sardaigne

(Italie), dans la communauté d'Adventistes de Loma Linda en Californie ou encore dans la péninsule de Nicoya au Costa Rica.

Mais pourquoi les habitants de ces régions vivent-ils plus longtemps et en meilleure santé par rapport au reste du monde ? L'analyse des gènes impliqués dans l'inflammation, le cancer et les maladies cardiaques n'a pas révélé de différences significatives qui pourraient être liées à la longévité de ces personnes. La réponse est dans le pouvoir de l'épigénétique. Tous les habitants de ces régions ont adopté des caractéristiques communes dans leur style de vie.

Ils possèdent généralement un régime alimentaire riche en végétaux, pauvre en aliments ultra-transformés et pauvre en viande. Les habitants ont une activité physique modérée et régulière tout au long de leur vie. Ils consomment peu ou pas d'alcool. Ils donnent du sens à leur vie au sein de forts liens familiaux, sociaux ou spirituels. Ils vivent dans des villages assez isolés du stress urbain.

Par exemple, les centenaires d'Okinawa mangent beaucoup de végétaux à feuille verte et des produits frais issus de la mer. Ils s'occupent généralement d'un jardin potager, ce qui leur permet de réaliser une activité physique modérée. Enfin, ils maintiennent des liens familiaux et sociaux très forts.

Les centenaires Grecs d'Icarie ainsi que les centenaires Italiens de Sardaigne maintiennent un jardin potager à la maison et mènent une vie peu stressante. Ils suivent le fameux régime méditerranéen. Ce régime, au sens noble du terme, est composé de légumes, de fruits, d'huile d'olive, de poisson, de lait de chèvre et d'un peu de vin rouge.

Les Adventistes de Loma Linda aux Etats-Unis sont pour la majorité végétariens. Ils ne fument pas, ne boivent pas et sont physiquement actifs. Leur pratique spirituelle a favorisé une communauté très soudée.

Malgré ces observations spectaculaires sur l'espérance de vie de ces habitants, il faut prendre un peu de recul. En effet, ce n'est pas en copiant un de ces modèles que vous deviendrez centenaire. Ce qui est intéressant ici, c'est de voir à quel point notre environnement peut transformer nos gènes.

Une alimentation équilibrée peut sans doute empêcher l'activation de certains gènes impliqués dans l'obésité. La pratique d'une activité physique régulière peut probablement limiter l'activation de certains gènes impliqués dans les maladies cardio-vasculaires.

L'analyse des zones bleues a aussi le mérite de rappeler que « *la santé est un état de complet bien-être physique, mental et social, et ne consiste pas seulement en une absence de maladie ou d'infirmité* »[9]. Cette définition de l'OMS est essentielle car elle permet de rappeler la dimension globale de la santé.

Nous avons souvent tendance à valoriser la santé physique au détriment de la santé mentale ou sociale. Les zones bleues montrent bien à quel point la gestion du stress et l'environnement social sont aussi des paramètres essentiels pour espérer vivre longtemps en bonne santé.

Pendre soin de nos télomères

L'épigénétique n'est pas le seul processus qui révèle l'importance de l'environnement. Au cours des années 1970-1980, des chercheurs ont montré que nos chromosomes possédaient des bouchons à leurs extrémités pour protéger notre ADN. Grâce à ces bouchons de protection, que l'on nomme télomères, notre patrimoine génétique est bien conservé et nos cellules restent en bonne santé.

Il existe aujourd'hui des centaines de théories pour expliquer le vieillissement : épuisement des cellules souches, inflammation chronique, stress oxydatif…Dans ce contexte, la découverte des télomères a permis d'apporter une théorie supplémentaire à la compréhension du vieillissement.

Avec l'âge, nos télomères se raccourcissent, ce qui induit des dysfonctionnements lors de la division cellulaire. Ces dysfonctionnements peuvent notamment rendre les cellules sénescentes, c'est-à-dire vieillissantes.

L'accumulation de cellules sénescentes entraîne le vieillissement progressif des différents organes. En 1985, Elizabeth Blackburn découvre une enzyme essentielle : la télomérase[10]. Lors de la réplication de l'ADN, la télomérase maintient la longueur des chromosomes. La télomérase permet ainsi aux cellules de ne pas devenir sénescentes. Le vieillissement des différents organes est donc ralenti. Cette découverte a valu à Elizabeth Blackburn le prix Nobel de médecine en 2009.

Le plus important dans cette découverte, c'est que l'environnement peut réguler la production de télomérase. Nous produisons plus ou moins de télomérase en fonction de notre alimentation, de notre activité physique, de notre stress, de nos relations sociales ou de notre sommeil.

Une personne sédentaire ayant une alimentation riche en produits ultra-transformés possède des télomères plus courts qu'une personne active physiquement et ayant une alimentation riche en végétaux. Une personne stressée et isolée socialement possède des télomères plus courts qu'une personne optimiste et sociable.

Tout comme l'épigénétique, les télomères sont très sensibles à l'environnement. Vous avez donc en vous les pouvoirs d'accélérer ou de ralentir votre vieillissement en jouant sur votre épigénome et sur la longueur de vos télomères.

En plus de prolonger votre vieillissement, les facteurs environnementaux (alimentation équilibrée, activité physique, gestion du stress et qualité du sommeil) vous permettent aussi de retarder l'apparition des maladies. Il est donc possible de vivre plus longtemps en bonne santé.

Objectif de ce livre

Malheureusement, nous attendons souvent de souffrir pour prendre soin de nous même. L'éducation à la santé vise au contraire à adopter une posture préventive. Pourquoi attendre d'avoir un diabète de type 2 ou une dépression lorsqu'on peut prévenir ces maladies avec des moyens naturels ?

Nous vivons actuellement dans un contexte où l'industrie agro-alimentaire a pris le contrôle de notre alimentation. Nous travaillons de plus en plus dans des métiers où nous restons assis. Le rythme de nos journées s'accélère. Nous prenons de moins en moins de temps pour partager des moments avec notre famille et nos amis. Tout cela élève notre niveau de stress et réduit notre précieux temps de sommeil.

Ce livre vous invite à appréhender toutes les connaissances qui vous permettront de prendre soin de votre santé et de votre longévité. De l'alimentation à l'activité physique, de la gestion du stress à l'amélioration du sommeil, vous apprendrez à prendre du recul sur votre quotidien. L'idée n'est pas de vous transformer en un habitant d'Okinawa. L'objectif est plutôt de vous apprendre à mieux gérer votre santé dans un environnement urbain et occidentalisé.

On n'a pas tous la chance de posséder un jardin pour cultiver ses propres légumes biologiques. Avec les contraintes horaires de notre travail, on a de moins en moins de temps pour manger ou pour cuisiner chez soi. Quand on a des enfants à charge, on n'a pas forcément le temps de pratiquer une activité sportive.

En conséquence, j'ai bien conscience que beaucoup de principes relatifs à la santé sont parfois difficiles à mettre en œuvre. Cependant, je vais tenter de vous montrer qu'il est possible de s'adapter aux contraintes de notre société hypermoderne.

Nous ne possédons qu'un seul corps et il serait dommage de ne pas en prendre soin avec des méthodes naturelles. Je ne suis pas contre l'utilisation de médicaments, ils permettent de sauver de nombreuses vies. Cependant, je constate que de plus en plus de personnes s'adonnent à l'automédication. Nous n'hésitons plus à prendre des compléments alimentaires pour mieux manger, à nous administrer des anxiolytiques pour mieux réguler notre anxiété et à ingérer des somnifères pour mieux dormir. Notre corps est pourtant capable de produire naturellement des substances efficaces et nettement moins dangereuses pour vieillir plus longtemps en bonne santé.

Dans la première partie, je vais me centrer sur le rôle que peut jouer notre alimentation sur notre longévité. La deuxième partie abordera le thème de l'activité physique. Nous verrons que celle-ci est essentielle pour maintenir nos organes en bonne santé. Dans la troisième partie, j'évoquerai l'importance de la gestion du stress ainsi que l'intérêt des relations sociales. Enfin, la dernière partie sera consacrée à l'intérêt du sommeil. Nous verrons qu'un sommeil de qualité est essentiel pour vivre longtemps en bonne santé.

Partie 1 : Le rôle de l'alimentation

Chapitre 1 : Nous mangeons de plus en plus de produits transformés

Brève histoire de notre alimentation

L'histoire de l'alimentation remonte au Paléolithique, il y a plusieurs millions d'années. Pendant cette période, nos ancêtres les hominidés étaient avant tout des chasseurs-cueilleurs. Il existait différents types d'alimentation en fonction des zones géographiques où vivaient les humains. Actuellement, on peut retrouver ces adaptations chez les chasseurs-cueilleurs modernes.

Une étude a par exemple montré que le peuple Gwi situé en Afrique consommait 26% des aliments sous forme animale et 74% sous forme végétale[11]. Inversement, les Nunamiut d'Alaska consommaient 99% des aliments sous forme animale et 1% sous forme végétale. On peut penser que les anciens chasseurs-cueilleurs adaptaient aussi leur alimentation en fonction des ressources de leur latitude.

Cependant, il y a aussi des points communs au niveau planétaire sur cette période. En effet, les hommes ne consommaient pas de céréales, pas de légumineuses, pas de produits laitiers, pas de sucre, pas de sel et pas d'huiles raffinées.

Autant vous dire que nos ancêtres ne connaissaient pas les caries et le diabète de type 2. D'autre part, si certains chasseurs-cueilleurs consommaient de la viande, ils consommaient en parallèle beaucoup de végétaux. Cela leur permettait de tamponner l'acidité corporelle liée à l'ingestion de viande. Il faut donc retirer de notre esprit l'image d'un ancêtre uniquement carnivore.

A cette époque, nos ancêtres mouraient dans 70% des cas d'infections et de maladies intestinales[12]. Malheureusement, ils n'avaient pas la chance de disposer d'antibiotiques. La moindre petite blessure pouvait s'infecter. Comme dans les pays non développés aujourd'hui, la mortalité infantile était très élevée.

La première grande révolution dans l'histoire de l'alimentation a été le Néolithique. Cette période correspond au moment où l'homme s'est sédentarisé il y a environ 10 000 ans. En plus de la chasse et de la pêche, l'homme invente un nouveau moyen de s'alimenter : l'agriculture. Progressivement, il intègre une multitude de céréales ainsi que des produits laitiers dans son alimentation. C'est à ce moment de l'histoire humaine que l'on commence à voir apparaître les caries.

Enfin, la révolution industrielle caractérise la dernière grande étape de l'histoire de l'alimentation. Pour favoriser la conservation des aliments, les hommes n'hésitent pas à rajouter du sucre, du sel ou des graisses. Avec la révolution verte des années 1960, l'agriculture généralise l'utilisation des produits phytosanitaires (pesticides) pour augmenter le rendement de la production.

Aujourd'hui, le 21ème siècle est caractérisé par la généralisation de produits ultra-transformés pauvres en nutriments. La quête du rendement pousse l'industrie agro-alimentaire à abuser des pesticides et des OGM (organismes génétiquement modifiés).

Dans cette folie, les hommes ont même créé de nouvelles espèces : les animaux génétiquement modifiés (AGM). En 2017, une entreprise canadienne commercialise le premier saumon transgénique. Il a été modifié pour grandir quatre fois plus vite que sa version non transgénique. Nous pouvons aussi souligner que le clonage des animaux à des fins agricoles est actuellement pratiqué dans plusieurs régions du monde : Etats-Unis, Argentine, Brésil, Canada et Australie. Quelles sont les conséquences de toutes ces évolutions sur notre santé ?

Augmentation des maladies de civilisation

Nous avons vu que pendant des millions d'années, l'homme était surtout un chasseur-cueilleur qui adaptait son alimentation en fonction de sa latitude sur la planète. Actuellement, l'environnement de l'homme a totalement changé. Plus de la moitié des humains vit dans des villes. Pour répondre à cette urbanisation croissante, l'industrie agro-alimentaire propose des produits faciles à conserver et faciles à préparer.

Une grande majorité de la population occidentale consomme aujourd'hui des aliments ultra-transformés. Ces aliments sont généralement enrichis avec du sucre, des graisses, du sel, du gluten, des additifs, des conservateurs ainsi que des exhausteurs de goût. Le problème, c'est que nos gènes d'Homo-Sapiens n'ont pas eu le temps de s'adapter à toutes ces substances.

En conséquence, l'industrialisation de notre alimentation a contribué à l'émergence des maladies dites « *de civilisation* ». Parmi ces maladies, on retrouve les maladies cardio-vasculaires, le cancer, l'obésité ou encore le diabète de type 2. Bien sûr, l'alimentation n'est qu'un des multiples facteurs qui conduisent à ces maladies.

Cependant, au sein de la littérature scientifique, l'alimentation est souvent mise en avant pour expliquer l'augmentation de ces maladies. Nous avons vu par exemple que la consommation des céréales à partir du Néolithique avait été accompagnée par l'apparition des caries. De la même manière, il existe aussi une corrélation entre l'augmentation des produits ultra-transformés et l'augmentation des maladies de civilisation[13].

Les produits ultra-transformés sont généralement enrichis en sucre. Ces produits augmentent notre concentration de glucose dans le sang. Cela produit ce que l'on appelle un pic de glycémie. Pour éviter de rester dans un état d'hyperglycémie, notre pancréas sécrète de l'insuline, une hormone hypoglycémiante. Ainsi, le pic de glycémie est généralement suivi d'un pic d'insuline qui permet de réduire la glycémie.

A force de produire des pics d'insuline, notre corps rentre dans un état d'hyperglycémie chronique, c'est le début du pré-diabète. Puis, le pancréas commence à se détériorer et n'arrive plus à produire assez d'insuline pour diminuer la glycémie. C'est généralement à ce moment que l'on parle de diabète de type 2.

Nous avons vu que le diabète de type 2 était entré dans le top dix des maladies qui tuaient le plus de personnes dans les pays ayant un fort revenu par habitant. Aux Etats-Unis, pays du Mc Donald, du Starbucks et donc du sucre, plus d'un tiers des Américains sont diabétiques ou pré-diabétiques en 2017. Notons par ailleurs que plus de quatre Américains sur dix sont obèses.

L'insuline joue un rôle clé dans le déclenchement de l'obésité. Elle transforme l'excès de sucre en graisse sous la forme de triglycérides. La graisse est ensuite stockée soit au niveau de la peau (graisse cutanée), soit autour des organes (graisse viscérale). La graisse sous-cutanée (ou périphérique) n'est pas dangereuse pour la santé. C'est surtout la graisse viscérale (ou centrale) qui est dangereuse car elle perturbe le bon fonctionnement des organes.

Il est assez facile d'imaginer le lien entre les aliments ultra-transformés et l'émergence de l'obésité ou du diabète de type 2. Cependant, ce lien existe aussi pour les maladies cardio-vasculaires. Nous verrons dans le 3ème chapitre que nous avons tendance à incriminer les graisses quand nous parlons des maladies cardio-vasculaires. Nous pensons souvent que le coupable est le mauvais cholestérol que nous consommons. Ce cholestérol boucherait les artères et provoquerait les infarctus ainsi que les accidents vasculaires cérébraux (AVC).

Cependant, certains scientifiques comme le Dr Michel De Lorgeril[14] ont montré que les glucides avaient une part de responsabilité dans les maladies cardio-vasculaires. La forte consommation de glucides augmente la production d'insuline par le pancréas.

L'excès d'insuline favoriserait l'instabilité des plaques d'athérome. Ces plaques sont à l'origine de la plupart des maladies cardio-vasculaires. Ce sont ces fameuses plaques qui bouchent nos artères et qui forment un caillot lorsqu'elles deviennent instables.

Enfin, de nombreuses recherches scientifiques s'intéressent aux effets de l'alimentation sur le cancer. Il est de plus en plus établi que les produits ultra-transformés, la charcuterie, les viandes rouges et les fritures seraient des aliments qui favoriseraient les risques de cancer. Selon l'Association Américaine de Recherche pour le Cancer[15], l'alimentation et l'obésité seraient à l'origine de 30% des cancers. L'alimentation provoquerait autant de cancers que le tabac dans le monde.

Notions d'index glycémique, de charge glycémique et d'index insulinique

On conseille souvent d'éviter les sucreries et de privilégier les pâtes ou le riz. Sachez que la classification « *sucres rapides - sucres lents* » n'est plus utilisée depuis plusieurs dizaines d'années dans le domaine scientifique.

Aujourd'hui, les scientifiques prennent plus en compte le concept d'index glycémique (IG). L'index glycémique correspond à la capacité d'un aliment à élever le taux de glucose dans le sang (glycémie). Autrement dit, cet indicateur mesure la vitesse à laquelle le glucose d'un aliment se retrouve dans le sang. Les scientifiques décrivent généralement trois types d'IG. Il y a tout d'abord les IG bas qui sont inférieurs à 55 (la référence étant 100). Les IG modérés se situent entre 56 et 69 et les IG élevés dépassent les 70.

Dans la catégorie des IG bas, on retrouve la majorité des légumes et des fruits. La plupart des légumes ont un index glycémique très bas, c'est à dire inférieur à 15. Cela veut donc dire que les légumes ne font pas beaucoup augmenter notre concentration de glucose dans le sang. On retrouve aussi dans cette catégorie de nombreux fruits tels que les pommes (IG = 38), les oranges (42) ou le raisin (53). Enfin les légumineuses et les pains intégraux possèdent aussi un IG bas.

Dans la catégorie des IG modérés, on retrouve les fruits secs, les bananes bien mûres (65) ou encore le melon (67). La plupart des sodas et des bières font partie de cette catégorie. Du côté des céréales, on peut relever le riz basmati (58) et le pain complet (65). Enfin, on peut aussi citer le chocolat au lait (64), les croissants (67) ou encore la confiture (66).

Pour la dernière catégorie, vous risquez d'être surpris. En effet, dans la catégorie des IG élevés, on retrouve les plats à base de pomme de terre. Par exemple, les pommes de terre cuites au four et le pain blanc ont un IG de 95. Le riz à cuisson rapide possède un IG de 87.

Cela veut donc dire que manger des patates, du pain blanc ou du riz blanc équivaut quasiment à manger du glucose pur (IG = 100). La plupart des aliments ultra-transformés font partie de cette catégorie. L'index glycémique a donc profondément changé la manière d'étudier l'effet des aliments sur notre corps.

Pour compléter cet index, le professeur Walter Willett de l'université de Harvard a proposé en 1997 le concept de charge glycémique. La charge glycémique est plus intéressante que l'index glycémique dans la mesure où elle prend en compte la portion des aliments. Plus précisément, elle s'obtient en multipliant l'IG par la quantité de glucides d'une portion d'un aliment, puis en divisant par 100.

La charge glycémique (CG) est divisée en trois catégories : CG élevée (>20), CG modérée (11 à 19) et CG basse (< 10). Par exemple, prenons le cas d'une portion de gnocchis de 150 grammes qui possède un index glycémique modéré de 52. Pour cette portion, la charge glycémique est de 26, ce qui correspond à la catégorie des CG élevées (> 20). En conséquence, la charge glycémique est plus intéressante que l'index glycémique dans la mesure où elle prend en compte à la fois la qualité et la quantité d'un aliment.

Enfin, un dernier indicateur est parfois utilisé pour mesurer la qualité d'un aliment. Il s'agit de l'index insulinique, qui mesure l'élévation du taux d'insuline après l'ingestion d'un aliment. Contrairement à l'index glycémique qui prend comme repère le glucose (IG = 100), l'index insulinique utilise l'ingestion de 240 Kcal de pain blanc comme référence (II = 100). La plupart des aliments ont des index glycémiques et des index insuliniques qui se recoupent.

Cependant, l'index insulinique a permis de révéler que certains produits laitiers élevaient la concentration d'insuline. Par exemple, le yaourt possède un index glycémique modéré de 65. Pourtant, son index insulinique est de 115, ce qui équivaut à l'index insulinique des sucreries. Ainsi, grâce à tous ces indicateurs, on constate que la classification « *sucres rapides - sucres lents* » est bien dépassée.

Prenez en compte le degré de transformation des aliments

Si les différents index sont intéressants pour comprendre les effets des aliments sur notre santé, ils ne sont pas suffisants. En 2010, le professeur brésilien Carlos Monteiro a élaboré une classification, appelée NOVA, qui prend en compte le degré de transformation des aliments. Cette classification est très intéressante car elle permet de classer facilement les aliments en quatre groupes.

Dans le groupe 1, on retrouve les aliments bruts ou peu transformés. A l'intérieur de ce groupe, il y a les fruits frais, les légumes, la viande, le lait pasteurisé, les œufs ou encore l'eau. Dans le groupe 2, ce sont les aliments culinaires tels que le sel, le sucre, les huiles végétales ou le beurre.

A partir du groupe 3, on commence à parler d'aliments transformés. Ils combinent généralement un ou deux ingrédients. Ce groupe comprend les aliments en conserve, les aliments fumés, les fromages ou les pains. Enfin, le groupe 4 correspond aux produits ultra-transformés. Ils se composent souvent de plus de cinq ingrédients. Ces aliments comportent souvent des additifs, des amidons modifiés et des huiles hydrogénées.

Pour mieux comprendre cette classification, prenons quelques exemples. Si vous mangez une pomme biologique, vous allez manger un aliment brut non transformé, ce qui correspond au groupe 1. Si vous préparez une confiture de pommes, vous allez transformer l'aliment. En effet, la réalisation d'une confiture nécessite l'ajout de sucre (groupe 2) ainsi qu'une cuisson d'environ 50 minutes à feu doux.

Une confiture de pommes maison fera donc partie du groupe 3, c'est à dire des aliments transformés. Enfin, la fabrication d'un jus de pomme industriel fait appel à de nombreux processus.

Il faut presser les pommes, clarifier et filtrer le jus en y ajoutant des enzymes et de la gélatine. Le jus subit ensuite une pasteurisation à 85°C pendant une minute. Vous obtenez à la fin du processus un aliment utltra-transformé qui fait partie du groupe 4.

Notons au passage que tous ces processus industriels diminuent la concentration d'antioxydants, de vitamines et de fibres. Ces substances sont pourtant essentielles pour la santé. Pour pallier à ce problème, l'industrie agro-alimentaire n'hésite pas à rajouter des antioxydants et des vitamines artificielles.

Le Dr Anthony Fardet a beaucoup étudié les conséquences des aliments ultra-transformés sur notre santé. Ce chercheur en nutrition préventive affirme que : « *les aliments ultra-transformés sont riches en énergie, pauvres en phyto-nutriments protecteurs, ils ont des index glycémiques élevés, ils sont mous et sont digérés rapidement, ils sont peu satiétogènes. Ils favorisent l'obésité, la diabète de type 2 et les maladies chroniques qui en découlent* »[16].

Ce même auteur propose une approche holistique, c'est à dire globale, des relations entre les maladies chroniques[17]. Il affirme que l'obésité et le diabète de type 2 sont les deux principales maladies qui conduisent à la plupart des maladies chroniques. Il les qualifie de maladies « *déclencheuses* ».

Quatre maladies apparaissent comme étant des maladies « *terminales* ». On retrouve les cancers et les maladies cardiovasculaires, souvent fatales. Il y a aussi les maladies ostéo-articulaires et la sarcopénie (perte de la masse musculaire) qui sont moins fatales que les deux précédentes.

Enfin, il caractérise trois maladies « *passerelles* » qui peuvent être à la fois des causes et des conséquences des autres maladies. Il y a les maladies chroniques hépatiques, digestives et mentales. Ce modèle est intéressant car il permet de montrer l'importance de prévenir les deux maladies déclencheuses, c'est à dire l'obésité et le diabète de type 2.

Pour y parvenir, le Dr Anthony Fardet propose trois règles très simples à comprendre. La première règle consiste à manger au minimum 85% de produits végétaux et donc 15% de produits animaux au maximum. La deuxième règle vise à limiter les produits ultra-transformés. La troisième règle invite à diversifier son alimentation en mangeant des aliments biologiques, locaux et de saison.

Chapitre 2 : L'importance des végétaux

Les végétaux régulent mieux la glycémie

Depuis notre enfance, on nous rappelle sans cesse l'importance de manger des légumes et des fruits. Nous avons déjà vu que les végétaux dans leur forme brute étaient considérés comme des aliments peu ou pas transformés. L'index glycémique des légumes est souvent très faible, c'est à dire inférieur à 15. Cela veut donc dire que les légumes ne provoquent pas de pic de glycémie.

C'est la raison pour laquelle les légumes sont à privilégier quand on souhaite limiter la prise de poids. Les légumes permettent au corps de brûler plus facilement les graisses stockées dans les adipocytes, c'est à dire les cellules graisseuses. D'autre part, les légumes permettent aussi une meilleure régulation de la glycémie, ce qui empêche la détérioration du pancréas. Une personne diabétique de type 2 peut donc réduire son hyperglycémie en consommant plus de légumes.

A l'opposé, les aliments ultra-transformés font élever la glycémie. Ils sont caractérisés par le fait de posséder des « *calories vides* », c'est à dire très peu de nutriments. Un Big Mac de 510 Kcal ne sera pas métabolisé de la même manière que 510 Kcal de carottes cuites à la vapeur. Le Big Mac ne vous apportera pas beaucoup de vitamines et peu de minéraux par rapport aux carottes.

Le Big Mac est un aliment ultra-transformé riche en sucre. Ce sucre va être transformé en graisse sous la forme de triglycérides. Je vous rappelle que c'est l'insuline qui permet cette métabolisation. Puis, ces triglycérides vont venir s'accumuler autour des organes pour former de la graisse viscérale.

Contrairement au Big Mac, les carottes vont suivre un autre parcours. Comme le Big Mac, les carottes sont d'abord digérées par l'estomac et l'intestin sous l'action d'enzymes digestives. Les glucides sont alors transformés en glucose pour passer dans le sang. Cependant, le passage du glucose dans le sang est ralenti grâce aux fibres contenues dans les carottes.

Etant donné qu'il n'y a pas surproduction d'insuline, le glucose n'est pas transformé en graisse. La légère production d'insuline va au contraire faciliter le passage du glucose sanguin vers les cellules musculaires. Une fois dans les cellules musculaires, le glucose sera converti en énergie. C'est cette énergie, sous forme d'ATP, qui permet de marcher, courir ou sauter.

Une autre partie du glucose est transformée en une forme plus complexe au niveau des muscles et du foie. C'est ce qu'on appelle le glycogène. En cas de besoin, le foie et les muscles peuvent retransformer ce glycogène en glucose. Les marathoniens cherchent souvent à remplir leurs réserves de glycogène hépatique et musculaire avant une épreuve.

Grâce à ces exemples, vous pouvez constater qu'une calorie issue d'un légume n'est pas du tout utilisée de la même manière qu'une calorie issue d'un produit ultra-transformé. Dans la deuxième partie de ce livre, nous verrons que l'activité physique a le même effet que les légumes. Elle permet d'améliorer le passage du glucose vers les cellules musculaires. A l'inverse, la sédentarité a le même effet que les produits transformés. Elle facilite la transformation du glucose en graisse.

Les végétaux sont riches en micronutriments

Contrairement au Big Mac, les légumes sont composés de « *calories pleines* ». Cela signifie que les calories des végétaux sont pleines de micronutriments tels que les vitamines, les minéraux et les polyphénols. La plupart des végétaux sont composés d'une multitude de vitamines. Parmi les plus connues, les vitamines A, B, C, D, E, F et K. La majorité des vitamines ont un rôle antioxydant.

Les antioxydants permettent de réduire la quantité de radicaux libres. Les radicaux libres sont des espèces chimiques qui apparaissent avec de nombreux facteurs : respiration, tabagisme, infections, inflammations, stress, exposition solaire, pollution de l'air, exposition aux produits toxiques.

Certains scientifiques révèlent que les radicaux libres accélèrent le vieillissement. Les vitamines sont donc des antioxydants qui permettent de réduire le vieillissement. Plusieurs vitamines possèdent aussi des facteurs anticarcinogènes qui préviennent le cancer. Ces particularités sont plutôt intéressantes lorsqu'on souhaite devenir centenaire.

Pour en citer quelques unes, la vitamine A nous permet d'entretenir notre peau. La vitamine B6 est essentielle pour maintenir notre système immunitaire. La vitamine C est anti-infectieuse, antiallergique, immuno-stimulante, antioxydante et anti-stress. La vitamine E est antioxydante et immuno-stimulante. La vitamine F favorise la prévention des maladies cardio-vasculaires. Enfin, la vitamine K favorise la régulation de la coagulation.

La vitamine D renforce notre immunité et permet de mieux fixer le calcium sur les os. Contrairement aux autres vitamines, elle est moins présente dans les végétaux. Le meilleur moyen de la produire reste l'exposition au soleil.

En France, la latitude réduit la qualité des rayons solaires pendant l'hiver. C'est la raison pour laquelle les médecins recommandent des compléments de vitamine D3 pour compenser le manque d'exposition au soleil pendant l'hiver.

Mis à part les vitamines, les végétaux sont aussi essentiels pour leur teneur en minéraux. Parmi les plus connus, il y a le calcium, le magnésium, le potassium, le fer, le sélénium ou encore le zinc. Le calcium est très connu pour son rôle dans la constitution osseuse. Il participe aussi à la coagulation du sang ainsi qu'à la régulation de la contraction du cœur. Le magnésium est indispensable pour l'équilibre nerveux. Il est connu pour ses vertus antistress. Il favorise aussi la régulation de la glycémie, le sommeil et réduit la douleur.

Le potassium abaisse la tension artérielle et il maintient l'équilibre acido-basique dans l'organisme. Il favorise la transmission des impulsions nerveuses, ce qui est intéressant pour retarder les maladies neuro-dégénératives. Le fer est un minéral indispensable au bon fonctionnement des globules rouges. Le sélénium est un puissant antioxydant. Enfin, le zinc est essentiel pour l'immunité et la synthèse des hormones sexuelles.

La plupart des minéraux cités sont basifiants, cela signifie qu'ils permettent de réduire l'acidité de notre organisme. On mesure généralement l'acidité de notre corps et des aliments grâce à l'indice PRAL (Potential Renal Acid Load). Les végétaux permettent de tamponner l'acidité apportée par l'alimentation. Les aliments les plus acidifiants sont la viande, les produits laitiers et les produits salés.

Je ne vais pas vous détailler la composition de tous les végétaux dans la mesure où les livres spécialisés sur la nutrition le feront mieux que moi. Sachez juste que les végétaux nous permettent de maintenir la vitalité de tous nos organes grâce aux vitamines et aux minéraux.

Si vous consommez une bonne variété de végétaux, vous offrirez à votre corps toutes les vitamines et les minéraux qui permettent de ralentir le vieillissement.

Enfin, les végétaux représentent une fontaine de jouvence grâce aux polyphénols. Les polyphénols sont des substances qui font partie de la grande famille des antioxydants. Parmi les végétaux qui possèdent le plus de polyphénols, on retrouve les légumes verts, les oignons, les pommes, les fraises et le raisin. C'est la raison pour laquelle le vin rouge est considéré comme un produit antioxydant. Les polyphénols du raisin se retrouvent dans le vin rouge. Les polyphénols sont généralement plus nombreux dans les végétaux biologiques.

Les végétaux nourrissent notre microbiote

Depuis une trentaine d'années, les scientifiques intensifient leurs recherches sur les organismes qui cohabitent avec nos cellules. Parmi ces organismes, on retrouve des milliards de bactéries, de virus, de parasites et de champignons non pathogènes. Cet ensemble constitue ce que l'on appelle le microbiote. Il existe différents types de microbiotes au niveau de la peau, de la bouche ou du vagin.

Cependant, le microbiote intestinal (ou flore intestinale) est le plus important. Il possède deux à dix fois plus de micro-organismes que les cellules de notre corps. Cela peut représenter jusqu'à deux kilos de micro-organismes qui vivent en symbiose avec nos cellules.

On sait aujourd'hui que le microbiote est impliqué dans des fonctions digestives, hormonales, métaboliques et immunitaires. Au niveau digestif, le microbiote permet de préparer une bonne assimilation des nutriments (glucides, lipides et protéines).

Au niveau hormonal, le microbiote participe à la fabrication de 80% de la sérotonine. La sérotonine est une neuro-hormone impliquée dans la régulation de l'humeur. En ce qui concerne la fonction métabolique, le microbiote participe à la fabrication des vitamines B12 et K.

Enfin, le microbiote joue un rôle immunitaire. Il est capable de sécréter des substances antibiotiques spécifiques. Cela signifie que notre corps est naturellement capable de produire des antibiotiques. Contrairement aux antibiotiques sur ordonnance qui ont tendance à détruire notre flore intestinale, les antibiotiques produits naturellement par notre microbiote s'adaptent spécifiquement aux agents pathogènes.

Selon le Dr Bruno Donatini, gastro-entérologue, « *un microbiote déséquilibré génère non seulement un inconfort abdominal mais il induit une inflammation chronique du foie et des artères, un surpoids avec un syndrome métabolique, une baisse de l'immunité avec un risque de cancer ou de maladie auto-immune ou encore une neurodégénérescence (maladie de Parkinson ou d'Alzheimer). Sans compter les risques de dépression, d'anxiété, d'insomnie ou de troubles du comportement* »[18].

Vous l'aurez compris, le microbiote est essentiel pour notre santé et pour notre longévité. Il est donc essentiel de l'entretenir par une alimentation réfléchie. Des études ont montré que les produits ultra-transformés provoquent des dysbioses intestinales, c'est à dire des déséquilibres du microbiote.

En effet, les excès de sucre augmentent la prolifération des bactéries pathogènes et réduisent les populations de bactéries bénéfiques. Les additifs, très présents dans les produits ultra-transformés perturbent la flore intestinale.

A l'inverse, les végétaux favorisent l'équilibre du microbiote en diversifiant le nombre de bonnes bactéries. Ce sont notamment les fibres des végétaux (nommées prébiotiques) qui sont fermentées par des bactéries (nommées probiotiques) du gros intestin.

Ainsi, en consommant des végétaux et donc des fibres, vous apportez de la nourriture à vos bonnes bactéries. En retour, ces bactéries prennent soin de votre santé.

Il existe aussi des aliments riches en probiotiques, c'est-à-dire en bonnes bactéries. C'est le cas des aliments fermentés comme la choucroute ou le kéfir. L'industrie pharmaceutique a aussi développé des dosettes de probiotiques. Cependant, nous n'avons pas encore assez de recul pour savoir si l'ingestion directe de probiotiques est vraiment intéressante pour la santé. Par contre, l'intérêt de la consommation des fibres alimentaires n'est plus à démontrer.

Il est préférable de se diriger vers les végétaux biologiques pour limiter l'assimilation de pesticides. Les pesticides dérégulent les différentes fonctions du microbiote. Cela pourrait expliquer pourquoi les pesticides engendrent autant de problèmes de santé. Les agriculteurs qui utilisent des pesticides ont plus de risques d'intoxication, de cancers et d'infertilité. Les femmes enceintes proches des cultures ont plus de risques d'avoir des avortements spontanés ou de graves malformations fœtales.

Les végétaux biologiques ont un deuxième avantage. Ils possèdent des microchampignons qui abritent des endobactéries (ou endobiotes). Comme les fibres alimentaires, ces endobactéries jouent un rôle essentiel dans la diversification du microbiote.

Attention aux excès de fructose

Comme je le disais au début de ce chapitre, il vaut mieux privilégier les légumes par rapport aux fruits. Notre consommation de légumes a progressivement diminué au profit des aliments transformés. A l'inverse, notre consommation de fruits a été multipliée par cinq depuis un siècle.

A première vue, cette augmentation pourrait sembler positive pour notre santé. En effet, les fruits sont des végétaux qui sont riches en vitamines, en minéraux et en antioxydants. Cependant, les fruits sont aussi riches en fructose, le sucre des fruits.

Contrairement au glucose, qui peut être métabolisé par tous les organes, le fructose est principalement métabolisé dans le foie. La consommation excessive de fructose transforme votre foie en foie gras. En médecine, le foie gras se nomme stéatose hépatique non alcoolique.

Cette accumulation de graisse dans votre foie rend celui-ci plus résistant à l'insuline, ce qui favorise l'apparition du diabète de type 2 et de l'obésité. Selon Robert Lustig, un endocrinologue américain, le fructose serait le coupable principal de la pandémie d'obésité et du syndrome métabolique[19].

Quand les fruits sont consommés sous leur forme brute, les fibres des fruits permettent une assimilation progressive du fructose dans le corps. Ainsi, la consommation de fruits sous cette forme n'est pas trop dangereuse. Le problème, c'est lorsque les fruits sont consommés sous forme de jus ou de smoothies.

Nous pensons que les jus de fruits sont bons pour la santé grâce à leur teneur en vitamines et en antioxydants. C'est oublier que les jus de fruits sont riches en fructose. La préparation des jus de fruits et des smoothies engendre une destruction des fibres. En conséquence, quand vous consommez un jus de fruit, vous ingérez le fructose sans les fibres. Cela revient à consommer un soda avec sept ou huit morceaux de sucre.

Le problème ne s'arrête pas là. Dans l'alimentation moderne, le sucre se cache sous de nombreuses dénominations : glucose, fructose, sirop de glucose-fructose, saccharose, lactose, maltose, maltodextrine, amidon…Tous ces sucres sont bien sûr nocifs pour notre santé. Cependant, Robert Lustig affirme que le fructose accélère sept fois plus la réaction de Maillard par rapport au glucose.

La réaction de Maillard (ou glycation) est une réaction entre les sucres et les protéines. Elle donne naissance à des produits avancés de la glycation, les AGE (advanced glycation endproducts). Les AGE favorisent toutes les maladies du vieillissement. Selon la théorie des radicaux libres, la glycation est le principal facteur de vieillissement.

Ainsi, la consommation excessive de fructose peut être considérée comme un facteur alimentaire qui accélère le vieillissement. Bien sûr, il ne faut pas incriminer uniquement les jus de fruits et les smoothies. Le fructose se retrouve dans de nombreux produits industriels. C'est lui qui donne un goût sucré aux aliments transformés et ultra-transformés.

En synthèse, nous avons vu que les végétaux possédaient de nombreux avantages. Les légumes apparaissent comme des alliés indispensables pour notre santé. Les fruits peuvent aussi être intéressants, à condition d'être consommés sous leur forme brute pour conserver leurs fibres.

Chapitre 3 : Le gras c'est la vie

Histoire de la diabolisation des graisses

Vous avez sans doute déjà entendu dire que le gras était mauvais pour la santé. Le gras nous ferait grossir et boucherait nos artères. Cependant, tous les scientifiques ne partagent pas cette idée. Depuis les années 1960, deux scientifiques se sont affrontés sur ce thème : Ancel Keys et John Yudkin.

Ancel Keys était un épidémiologiste américain. Son étude la plus connue est l'étude des 7 pays, lancée en 1955. Dans cette étude, il montre une corrélation entre la consommation de graisses et les maladies cardio-vasculaires. Ses études ont popularisé ce que l'on appelle aujourd'hui la théorie lipidique (ou théorie du cholestérol). Selon cette théorie, ce sont les graisses qui causeraient les maladies cardio-vasculaires.

Le problème, c'est que dans son étude des 7 pays, Keys a retiré certains pays. En effet, l'étude devait porter à l'origine sur 22 pays. Si Keys avait pris en compte l'ensemble de ces 22 pays, la corrélation entre la consommation de matières grasses et les maladies cardiaques aurait été moins prononcée voire inexistante. Par exemple, Keys a volontairement retiré de son étude les tribus indigènes comme les Inuits. Malgré le fait que les Inuits se nourrissaient exclusivement de graisses animales, ils déclenchaient peu de maladies cardio-vasculaires.

De l'autre côté de l'Atlantique, on retrouve John Yudkin, un physiologiste et nutritionniste britannique. Dans les années 1960, il a observé que la consommation de sucre (saccharose) avait un lien avec les maladies cardio-vasculaires.

Il a été le premier à montrer que le sucre augmentait fortement la concentration de matières grasses (triglycérides) dans le sang ainsi que la concentration d'insuline. Ainsi, Yudkin a principalement défendu ce que l'on appelle la théorie glucidique. Selon cette théorie, ce sont les glucides qui déclencheraient les maladies cardio-vasculaires.

Au cours de la seconde partie du 20ème siècle, c'est la théorie lipidique qui a été dominante. L'industrie agroalimentaire a profité de celle-ci pour proposer des produits allégés en matières grasses. Aujourd'hui encore, le marketing anticholestérol fait vendre. Cela concerne à la fois l'alimentation mais aussi les médicaments qui permettent de réduire le cholestérol sanguin.

Cependant, depuis le début des années 2000, la théorie glucidique devient de plus en plus populaire. Ce n'est plus le cholestérol qui serait responsable mais plutôt les aliments ultra-transformés qui font élever la glycémie. Selon le Dr Michel de Lorgeril, docteur en médecine et chercheur au CNRS, « *le cholestérol est innocent et les médicaments, les margarines aux phystostérols, les diététiques et régimes anticholestérol sont inutiles et dangereux. L'accumulation de cholestérol (dans les artères) n'est pas la cause de la lésion (d'athérosclérose) mais la conséquence du vieillissement des lésions. Le cholestérol n'est qu'un témoin innocent. De même que se débarrasser d'un témoin n'empêche pas le criminel d'agir, diminuer le cholestérol n'empêche ni le caillot ni l'infarctus* »[20].

Mais ce n'est pas tout. Le Dr Michel de Lorgeril met en garde contre les dangers liés à la consommation de médicaments anticholestérol. Parmi ces médicaments, on retrouve notamment les statines. Aux Etats-Unis, 25 millions d'Américains prennent des statines. Les statines font bien baisser le taux de cholestérol. Le problème, c'est qu'elles ne permettent pas de diminuer la mortalité. Certaines études montrent même que les statines seraient toxiques.

Comment en sommes-nous arrivés là ? Tout simplement à cause des conflits d'intérêts. La recherche en nutrition ainsi que la recherche pharmaceutique sont généralement financées par des fonds privés. Par exemple, quand Coca-Cola finance une recherche scientifique sur l'obésité, il y a de grandes probabilités pour que les résultats minimisent les effets du sucre sur la santé.

D'autre part, les conflits d'intérêts se retrouvent aussi dans les organismes qui contrôlent la sécurité des aliments ou des médicaments (FDA aux USA, EFSA en Europe). Les experts de ces organismes entretiennent souvent des liens directs ou indirects avec les industriels. Ces liens ont tendance à favoriser l'enrichissement des industriels au détriment de la santé des consommateurs et des patients.

Le cholestérol est essentiel pour notre santé

Malgré la mauvaise réputation du cholestérol, cette graisse possède de nombreuses fonctions essentielles pour notre santé et notre longévité. Le cholestérol constitue la membrane de nos cellules. La vie cellulaire serait donc tout simplement impossible sans cholestérol.

Au niveau de notre cerveau, le cholestérol favorise le développement des neurones (cellules nerveuses) et la fabrication de la gaine de myéline qui entoure la fibre nerveuse. La gaine de myéline permet aux messages nerveux de circuler plus rapidement. A lui seul, notre cerveau contient 25 % du cholestérol de notre organisme, alors qu'il ne représente que 2,1 % de son poids. De récentes recherches montrent que la maladie d'Alzheimer serait liée à un déficit de cholestérol dans le cerveau[21].

Il faut bien distinguer le cholestérol sanguin et le

cholestérol que l'on mange. Environ 75% de notre cholestérol est fabriqué par notre corps au sein du foie et du cerveau. Les 25% qui restent sont surtout issus des graisses animales (viandes, poissons, œufs, beurre, fromage). Quand nous ingérons trop de cholestérol, notre foie en produit moins. A l'inverse, si nous ne mangeons pas d'aliments riches en cholestérol, c'est le cas des végétaliens, notre foie va en produire plus.

Mis à part le bon fonctionnement des membranes cellulaires et du cerveau, le cholestérol a aussi de nombreuses autres fonctions. Une bonne partie du cholestérol est nécessaire pour fabriquer des acides biliaires dans le foie. Les acides biliaires permettent de mieux digérer les graisses alimentaires au niveau de l'intestin.

Le cholestérol est aussi impliqué dans la fabrication de plusieurs hormones. Parmi ces hormones, on retrouve l'aldostérone, le cortisol, les androgènes, la testostérone ou encore la progestérone. L'aldostérone est une hormone qui favorise un meilleur contrôle de la tension artérielle ainsi qu'une meilleure régulation du cycle de l'eau dans les cellules. Le cortisol est une hormone impliquée dans la régulation de l'éveil. Les androgènes favorisent une meilleure régulation de la glycémie. La testostérone et la progestérone sont des hormones sexuelles responsables du développement des caractères sexuels et des organes génitaux.

Enfin, le cholestérol contribue à la production de vitamine D grâce à l'action du soleil sur notre peau. Le cholestérol permet notamment la production du précurseur « *pré-vitamine D* ». Quand les rayons du soleil arrivent sur notre peau, les rayons ultraviolets B transforment la pré-vitamine D en vitamine D. Notons qu'il est aussi possible d'apporter de la vitamine D via l'alimentation. Les aliments les plus connus sont l'huile de foie de morue, le saumon, le hareng, le maquereau, les sardines et les œufs.

Vous avez sans doute entendu parler du bon et du

mauvais cholestérol, respectivement HDL-cholestérol et LDL-cholestérol. Selon le Dr De Lorgeril, cette différenciation ne repose sur aucune étude sérieuse. Les HDL et LDL sont des transporteurs de graisses, de cholestérol et de vitamines. Il n'existe pas deux molécules de cholestérol.

Le HDL-cholestérol est considéré comme « *bon* » parce qu'il ramène le cholestérol des différents organes et de la circulation sanguine vers le foie. Le LDL-cholestérol est considéré comme « *mauvais* » car il achemine le cholestérol du foie vers les organes.

En vérité, c'est l'oxydation du LDL-cholestérol qui est mauvaise pour la santé de nos artères. Et devinez qui est responsable de l'oxydation du LDL-cholestérol ? L'insuline. Or, nous avons déjà vu que les principaux aliments qui faisaient augmenter l'insuline étaient les aliments transformés et ultra-transformés.

En conséquence, on peut donc dire que la consommation de cholestérol n'est pas dangereuse dans la mesure où notre corps régule lui même sa concentration grâce au foie et au cerveau. La dangerosité du cholestérol est surtout liée à l'oxydation du LDL-cholestérol. Cette oxydation est en partie provoquée par une consommation de produits qui font augmenter l'insuline.

Comment équilibrer les graisses ?

Il existe différentes catégories de graisses. Parmi ces catégories, on retrouve les graisses saturées, les graisses mono-insaturées (oméga 9), les graisses polyinsaturées (oméga 6 et 3) ainsi que les graisses trans. Toutes ces graisses exercent des fonctions différentes sur notre corps.

Tout comme le cholestérol, les graisses saturées ont une mauvaise réputation. La théorie lipidique affirme que cette graisse boucherait nos artères. Cependant, nous avons vu avec la théorie glucidique qu'il fallait relativiser cette vision. On retrouve des graisses saturées dans les viandes, les oléagineux (amandes, noix, cacahuètes) et de nombreux produits transformés.

Toutes les graisses saturées ne se comportent pas de la même manière dans l'organisme. Par exemple, la graisse de coco (ou huile de coco) est une graisse saturée à chaîne moyenne. Les graisses saturées à chaîne moyenne sont facilement métabolisées par notre corps pour produire de l'énergie.

D'autre part, ce type de graisse peut aussi se transformer en corps cétoniques. Les corps cétoniques sont des substances bénéfiques pour notre cerveau. Ils permettent de prévenir les maladies neurologiques comme l'épilepsie, la maladie d'Alzheimer et la sclérose en plaque.

Enfin, la graisse de coco contient 50% d'acide laurique. Une fois métabolisé dans l'organisme, l'acide laurique devient une substance antifongique, antibactérienne et antivirale très puissante. La graisse de coco peut facilement être utilisée comme moyen de cuisson car elle résiste très bien aux hautes températures.

La graisse de coco fait partie des aliments phares lorsqu'on suit un régime cétogène. Le régime cétogène est très pauvre en glucides. Il privilégie la consommation d'aliments riches en matières grasses. Ce régime est de plus en plus recommandé pour les patients ayant un diagnostic de cancer ou de maladie neuro-dégénérative.

La deuxième grande catégorie des graisses est représentée par les graisses mono-insaturées (oméga 9). Les oméga 9 sont des graisses relativement neutres pour la santé. On a longtemps pensé que l'huile d'olive était bonne pour la santé grâce à ses oméga 9[22].

Cependant, les recherches récentes ont montré que les bénéfices de l'huile d'olive étaient surtout liés aux polyphénols de la pulpe des olives. Je vous rappelle que les polyphénols sont des substances antioxydantes qui ralentissent le vieillissement. Ils permettent aussi de réduire les risques cardio-vasculaires. Certaines recherches avancent même que les polyphénols pourraient prévenir l'apparition de certains cancers comme le cancer du sein[23].

Enfin, les graisses polyinsaturées constituent la troisième grande catégorie des graisses. Deux sous-catégories d'acides gras se retrouvent à l'intérieur de cette catégorie : les oméga 6 et les oméga 3. Les oméga 6 sont pro-inflammatoires. Ils permettent d'éviter une contamination bactérienne lors d'une blessure. Les oméga 3 sont anti-inflammatoires, ils permettent d'éliminer les déchets produits par une inflammation.

Pour optimiser notre santé, il faut apporter environ deux ou trois fois plus d'oméga 6 que d'oméga 3. Le problème, c'est que notre alimentation moderne est très riche en oméga 6 et pauvre en oméga 3. Nous consommons environ quinze fois plus d'oméga 6 que d'oméga 3. Ceci contribue directement et indirectement au développement des maladies inflammatoires (cancer, obésité, diabète et maladies auto-immunes).

Pour rééquilibrer la balance, il est nécessaire de diminuer la consommation d'oméga 6 et d'augmenter la consommation d'oméga 3. Diminuer la consommation d'oméga 6 passe par une réduction des produits ultra-transformés et de certaines huiles comme l'huile de tournesol ou l'huile d'arachide.

Vous devez savoir que la plupart des animaux sont nourris avec du maïs ou du soja, deux céréales riches en oméga 6. En conséquence, la plupart des viandes animales que nous consommons sont riches en oméga 6.

Enfin, pour mieux équilibrer les graisses, nous pouvons

aussi augmenter notre consommation d'oméga 3. Parmi les meilleures sources d'oméga 3, il y a notamment les poissons gras (saumon, hareng, maquereau, sardine), certaines huiles (lin, cameline) et certaines graines (lin, chia). Si vous décidez de consommer de l'huile de lin, conservez-la au frigo pour éviter qu'elle ne rancisse. Les huiles riches en oméga 3 ne supportent pas la chaleur, la lumière et l'oxygène.

Limitez les graisses trans

Jusqu'à présent, je vous ai montré que nous pouvions adopter un autre regard sur les graisses. Cependant, il existe tout de même une catégorie de graisses à limiter : les graisses trans. Ces graisses apparaissent quand les graisses liquides sont transformées en graisses solides par hydrogénation partielle (ajout d'hydrogène) au-delà de 200°C.

On retrouve ces graisses trans dans les produits transformés comme les barres de céréales, les viennoiseries, les gâteaux apéritifs, les pizzas ou le Nutella. L'industrie agro-alimentaire utilise fréquemment les graisses trans car elles permettent de donner de la texture aux aliments pour un faible coût.

D'autre part, les graisses trans se situent dans les produits qui impliquent une friture. Les aliments que l'on trouve dans la plupart des fast-food sont souvent composés de graisses trans. Parmi les aliments les plus riches en graisses trans, il y a notamment les frites, les nuggets et les morceaux de poulet frits. Merci KFC.

Les graisses trans peuvent aussi être produites naturellement par les ruminants. En conséquence, on peut retrouver des graisses trans dans les produits laitiers et la viande.

Cependant, les chercheurs semblent plus modérés sur les effets négatifs liés à la consommation de graisses trans issues des animaux.

Plusieurs résultats révèlent que les graisses trans pourraient favoriser l'obésité, les maladies cardio-vasculaires ou le diabète. Contrairement au cholestérol, les graisses trans participeraient à la création des plaques d'athérosclérose, les fameuses plaques qui bouchent les artères.

Selon l'endocrinologue Robert Lustig, « *les graisses trans sont un véritable désastre parce que nos mitochondries (centrales énergétiques de nos cellules) ne sont pas équipées pour les décomposer complètement afin de produire de l'énergie. Les restes non dégradés des graisses trans se précipitent dans nos parois artérielles – ouvrant ainsi un boulevard à la crise cardiaque. Les acides gras oméga-6 en excès favorisent inflammation et caillots et sont liés à la survenue de maladies du cœur* »[24].

Le problème, c'est que dans la plupart des pays, les fabricants ne sont pas obligés d'afficher le niveau de graisses trans. Certains pays comme le Danemark et l'Autriche ont adopté des lois qui limitent les graisses trans dans les aliments industriels. Malgré un rapport de l'OMS de 2014 visant à bannir les graisses trans, aucune réglementation n'est mise en place pour limiter leurs effets désastreux.

Une fois de plus, cela révèle la puissance des conflits d'intérêts entre le pouvoir législatif et l'industrie agro-alimentaire. Des lobbys existent pour faire pression sur la législation et la réglementation européenne. La seule solution reste donc de prendre des précautions.

Ainsi, pour limiter la consommation de graisses trans, le premier réflexe consiste à réduire sa consommation de produits ultra-transformés. Cela passe aussi par une réduction progressive de la consommation de biscuits, de viennoiseries ou de pizzas.

Cela passe aussi part une réduction de la fréquentation des fast-food.

Malheureusement, notre cerveau n'est pas notre meilleur allié dans cette démarche. En effet, les aliments ultra-transformés produisent énormément de plaisir sous forme de dopamine, un neurotransmetteur sécrété au sein de notre cerveau.

L'industrie agro-alimentaire sait parfaitement doser les concentrations de graisse trans et de sucre pour produire le maximum de dopamine au niveau cérébral.

Pour sortir de ce cercle vicieux, il est essentiel de réduire progressivement sa consommation de produits ultra-transformés. Si vous changez votre style alimentaire d'une manière drastique, cela risque de créer des frustrations. Les frustrations provoquent des pulsions qui vous poussent à manger ce type de produits. Prenez donc le temps de changer en vous fixant des objectifs sur le long terme. Cela peut aller de plusieurs mois à plusieurs années.

Chapitre 4 : Le dilemme des protéines animales et végétales

Les problèmes écologiques liés aux protéines animales

Pour obtenir 1 kilo de viande, il faut environ 15 000 litres d'eau. Mais pourquoi le bétail a-t-il besoin d'autant d'eau ? Tout simplement parce que l'eau est essentielle pour produire sa nourriture. Aujourd'hui, le bétail se nourrit essentiellement de maïs et de soja. Ainsi, il faut environ 7 à 16 kilos de céréales pour produire 1 kilo de viande.

Comme la majorité des terres cultivables sont déjà utilisées, l'homme n'hésite pas à détruire des forêts pour créer de nouveaux terrains. L'élevage intensif et la culture du soja représentent les premières causes de déforestation au Brésil[25]. Greenpeace affirme que l'élevage bovin est responsable à 63% de la destruction de la forêt amazonienne[26].

Malheureusement, les problèmes ne s'arrêtent pas là. Pour produire de grandes quantités de soja et de maïs, les ingénieurs agronomes ont mis en place des monocultures. La monoculture consiste à cultiver une seule espèce de plante. La limite des monocultures, c'est que les plantes sont très fragiles lorsqu'elles sont seules à pousser.

En effet, en monoculture, les plantes doivent faire face aux mauvaises herbes, aux insectes et aux champignons parasites. A partir des années 1960, des scientifiques ont mis au point des produits phytosanitaires, les fameux pesticides, pour augmenter la rentabilité de l'agriculture. Les pesticides regroupent à la fois des herbicides pour lutter contre les mauvaises herbes, des insecticides pour lutter contre les insectes et des fongicides pour lutter contre les champignons.

Le problème, c'est que ces produits chimiques détruisent de manière non sélective. Par exemple, les insecticides tuent la majorité des insectes. Or, certains insectes comme les abeilles sont déterminants pour préserver l'équilibre d'un écosystème. Les abeilles permettent la reproduction des plantes grâce à la pollinisation. Selon une étude publiée en octobre 2017 dans la revue scientifique PLoS One, la population d'insectes aurait chuté de près de 80% en moins de 30 ans en Europe, notamment à cause des « *nouvelles méthodes de protection des cultures* »[27].

En conséquence, on constate que la production excessive de viande engendre un effet domino sur l'environnement. Plus de viande, c'est plus de soja, plus de monocultures, plus de pesticides et donc moins de biodiversité.

Pour couronner le tout, l'élevage émet plus de gaz à effet de serre que les transports. En effet, en 2014, l'élevage a produit plus de 7 milliards de tonnes d'équivalent CO2, soit environ 14,5% des émissions mondiales[28]. 45% de ces 7 milliards de tonnes sont attribuables à la production et au transport des aliments pour nourrir les animaux. 39% proviennent du méthane issu de fermentation gastrique des ruminants (autrement-dit les pets des vaches). Enfin, 6% sont causés par le transport, l'abattage des animaux et le stockage des produits animaux.

En accumulant des gaz à effet de serre, notre planète se réchauffe progressivement. La température moyenne globale a augmenté de 0,85°C depuis 1880[29]. Cette augmentation a tendance à s'accélérer depuis la fin de la seconde guerre mondiale. Nous allons sûrement augmenter la température de la planète de 2°C d'ici 2050 et de 4,8°C d'ici 2100. Avec de telles augmentations, il deviendra quasiment impossible de cultiver des céréales dans certaines régions. Si nous continuons à manger autant de viande, il viendra un jour où nos sols ne seront plus en mesure de nous nourir.

Privilégiez des protéines animales de bonne qualité

J'ai bien conscience que tout le monde ne peut pas devenir végétarien du jour au lendemain. Nous avons vu dans le premier chapitre que nos ancêtres adaptaient leur quantité de protéines animales en fonction de leur environnement.

La difficulté, c'est que l'environnement actuel n'est plus du tout le même qu'au Paléolithique. Au Paléolithique, les animaux étaient physiquement actifs et mangeaient directement leur nourriture dans la nature. En conséquence, la viande consommée à cette époque était beaucoup plus riche en oméga 3.

Aujourd'hui, les animaux comme les vaches ou les porcs sont cloisonnés dans des élevages intensifs où ils ne peuvent quasiment plus bouger. Ils consomment des céréales cultivées par les hommes, riches en oméga 6. Nous avons vu que l'excès d'oméga 6 augmentait le risque d'inflammation et donc des différentes maladies de civilisation.

Dans le même ordre d'idée, nous pouvons prendre le cas des œufs. Les œufs représentent une excellente source de protéines qui sont très digestes. Cependant, tout comme les vaches et les porcs, les poules sont surtout nourries avec du maïs et du soja riches en oméga 6. De plus, la majorité des poules sont élevées en cage, ce qui pose le problème éthique de la maltraitance animale.

Le deuxième grand problème des élevages intensifs est le

recours aux antibiotiques. Les antibiotiques sont utilisés pour prévenir les maladies liées à la promiscuité des animaux, indépendamment du fait que l'animal soit infecté ou non. L'aquaculture, c'est à dire l'élevage intensif de poissons, est l'une des industries qui utilise le plus les antibiotiques.

Le problème, c'est qu'une partie de ces antibiotiques peuvent se retrouver dans notre assiette et donc dans notre corps. Ces antibiotiques perturbent fortement notre flore intestinale, ce qui peut provoquer des problèmes de santé.

Pire, la consommation involontaire d'antibiotiques peut générer une résistance aux antibiotiques. En Europe, le Centre européen de contrôle des maladies évalue à 25 000 le nombre de décès par an résultant de la résistance aux antibiotiques.

Il vaut mieux privilégier les poissons sauvages, qui ne sont pas nourris avec des antibiotiques et des hormones de croissance. Les poissons et les coquillages représentent une excellente source d'oméga 3, d'iode, et de sélénium. Ils permettent de renforcer le système immunitaire et l'équilibre hormonal. Pensez à éviter les gros poissons comme le thon ou l'espadon car ils accumulent plus de mercure. Le mercure est un métal lourd nocif pour la santé.

L'OMS a publié un rapport en 2015 qui affirme que certains types de viandes augmentent le risque de cancer. La consommation de viande rouge a été classée comme « *probablement cancérogène* ». La consommation de viande transformée (charcuterie) a été classée comme « *cancérogène* ».

Ainsi, toutes ces données nous permettent de prendre du recul sur la consommation de protéines animales. Il faut bien prendre conscience que depuis l'apparition de l'élevage intensif, la qualité des viandes et des poissons a bien changé. Si vous êtes omnivore, il vaut mieux privilégier les animaux de plein air biologiques et les petits poissons sauvages issus d'une pêche responsable. D'autre part, il ne faut surtout pas oublier que nos ancêtres consommaient de grandes quantités de végétaux pour tamponner l'acidité créée par la consommation de protéines animales. Notre planète ne nous permet plus de vivre comme des Inuits, il est donc essentiel de limiter la part de protéines animales et de privilégier les protéines végétales.

Il existe une multitude de protéines végétales

Sur le plan général, les protéines sont des éléments constitutifs du muscle mais elles jouent aussi un rôle de structure important dans l'ensemble du corps. Lorsque nous évoquons les protéines alimentaires, nous avons tendance à penser aux protéines animales. Dans les viandes et les poissons, il y a environ 20% de protéines, c'est à dire 20 grammes de protéines pour 100 grammes d'aliments. Les œufs possèdent 13% de protéines et les yaourts 8 à 10%.

Cependant, les protéines animales ne sont pas les seules sources de protéines. On retrouve en effet des protéines dans plusieurs catégories de végétaux : les algues, les légumineuses, les oléagineux, les céréales et les pseudo-céréales.

Les végétaux les plus riches en protéines sont les algues. Depuis quelques années, c'est surtout la spiruline qui est connue pour sa haute teneur en protéines. En effet la spiruline contient 65 à 70% de protéines. On pourrait citer d'autres algues comme la chlorelle (66%) ou le klamath (63%). Les algues sont de plus en plus présentes dans les magasins biologiques. De nombreux végétariens et végétaliens consomment des algues pour leurs hautes valeurs nutritionnelles.

En ce qui concerne les légumineuses, on retrouve bien sûr le soja qui peut contenir jusqu'à 36% de protéines. Les haricots rouges en possèdent 20%, les pois chiches 19% et les lentilles 9%.

Les légumineuses sont aussi intéressantes pour leur teneur en fibres.

Dans de nombreux pays, on associe les légumineuses avec des céréales. C'est ce que conseillent souvent les diététiciens aux végétariens pour éviter les carences en lysine et en méthionine. En effet, les légumineuses possèdent de la lysine, un acide aminé essentiel qui n'est pas présent dans les céréales. A l'inverse, les céréales possèdent de la méthionine, un autre acide aminé essentiel qui n'est pas présent dans les légumineuses.

En Inde, le riz accompagne les pois chiches. Dans les pays du Maghreb, le couscous est servi avec des pois chiches. En Amérique du sud, ce sera plutôt le mélange de haricots rouges et de maïs qui sera mis à l'honneur. Il faut noter que cette association ne doit pas forcément se faire à chaque repas mais peut être consommée dans une journée. D'autre part, les aliments à base de soja (tofu, tempeh) possèdent une grande partie des protéines essentielles. Dans ce cas, l'association n'est pas obligatoire.

Dans le même registre, on retrouve le quinoa. Le quinoa est une pseudo-céréale originaire d'Amérique latine. En fonction de sa variété, il contient entre 15 et 30% de protéines. Depuis quelques années, le quinoa est de plus en plus consommé dans les pays occidentaux. Il a l'avantage de ne pas contenir de gluten. Le gluten est une protéine qui peut causer des troubles intestinaux pour les personnes qui souffrent d'intolérance. Les personnes atteintes de la maladie coeliaque sont totalement intolérantes au gluten.

Mis à part les algues, les légumineuses et le quinoa, on retrouve aussi des protéines dans les oléagineux. Parmi les oléagineux riches en protéines, il y a les cacahuètes (22% de protéines), les amandes (21%), les graines de lin (18%), les graines de chia (15%) ou encore les noix (15%). En plus de ces apports en protéines, les oléagineux représentent une bonne source de vitamines et de minéraux.

Cependant, certains oléagineux comme les cacahuètes ou les pistaches sont riches en oméga 6. Il faut donc les consommer avec modération. Il est aussi recommandé d'éviter de consommer les oléagineux grillés et salés.

Le processus qui permet de griller les oléagineux génère des produits de glycation avancée (AGE) qui accélèrent le vieillissement et augmentent le risque de plusieurs maladies de civilisation. Il vaut mieux privilégier les amandes brutes ou les graines de lin, à la fois riches en protéines et en bons nutriments. Par exemple, les graines de lin et les graines de chia sont riches en antioxydants, en oméga 3 ainsi qu'en fibres.

Flexitarisme, végétarisme et véganisme

Aujourd'hui, de nombreuses personnes se dirigent vers une alimentation végétale. Plusieurs raisons expliquent cette transition. Tout d'abord, des études scientifiques montrent que les végétaux améliorent notre santé et prolongent en conséquence notre espérance de vie. D'autre part, nous nous soucions plus qu'avant de l'empreinte écologique de notre alimentation ainsi que du bien-être animal. Enfin, le coût des protéines animales est si important qu'il pousse naturellement les consommateurs à se diriger vers les protéines végétales.

Avant de vous parler du végétarisme et du véganisme, je souhaiterais commencer par le flexitarisme. Le flexitarisme correspond à un comportement alimentaire qui consiste à réduire sa consommation de protéines animales (viandes, poissons, œufs, laitages). Ce concept est né aux USA dans les années 1990, il prend parfois le nom de semi-végétarisme. Le Kantar Worldpanel considère les personnes comme flexivores lorsqu'elles consomment au moins 35% des repas sans protéines animales soit environ un repas sur trois[30].

En France, la consommation de viande a baissé de 12% au cours des dix dernières années[31]. Le Kantar Worldpanel a montré qu'environ un tiers des ménages français serait flexitarien. Au cours des années 2000, ce courant était surtout présent chez les personnes ayant un bon revenu ou chez les personnes âgées.

Aujourd'hui de plus en plus de jeunes sont séduits par ce concept pour des raisons économiques, environnementales ainsi que pour leur santé.

Le régime végétarien est caractérisé par l'absence de consommation de viande. Il existe plusieurs variantes dans le régime végétarien. Il y a tout d'abord les pesco-végétariens qui consomment une majorité de végétaux et un peu de poisson. Il y a les ovo-lacto-végétariens, qui consomment des végétaux ainsi que des œufs et des produits laitiers. Enfin, on retrouve les végétaliens (ou vegan en anglais), qui mangent exclusivement des végétaux. Les végétaliens rejettent tous les aliments issus directement ou indirectement des élevages animaux.

En 2013, des chercheurs de l'université de Loma linda ont réalisé une étude sur 73 308 membres de l'Eglise adventiste[32]. Cette étude a montré que d'une manière générale, le régime végétarien présente une mortalité plus faible de 12% par rapport aux régimes non végétariens.

Le risque de mortalité baisse de 19% chez les pesco-végétariens, de 15% chez les végétaliens, de 9% chez les ovo-lacto-végétariens et de 8% chez les semi-végétariens. Cependant, il faut bien rappeler que ces chiffres représentent des corrélations et non pas des causalités. L'alimentation n'est pas le seul facteur qui explique pourquoi les végétariens vivent plus longtemps.

En effet, les végétariens ont tendance à avoir des

comportements plus protecteurs pour leur santé. Ils sont en général beaucoup plus sensibilisés aux questions de santé grâce à leur niveau d'étude. Ils font plus d'activité physique, ils fument moins, ils boivent moins d'alcool et ils mangent moins de produits transformés. Il faut donc analyser tous ces chiffres avec beaucoup de prudence. Nous avons vu en introduction que la santé était fortement corrélée au niveau de revenu d'un foyer.

Chapitre 5 : Conseils pour mieux manger

Faut-il prendre un petit-déjeuner ?

Nous avons vu jusqu'à présent une synthèse de plusieurs études scientifiques sur l'alimentation. Cependant, je n'ai pas donné de recommandations pour les différents repas de la journée. La tâche n'est pas facile car ces repas varient beaucoup en fonction des pays, des cultures, des religions et du revenu des foyers.

En France, j'ai été accoutumé à manger quatre repas par jour : le petit-déjeuner, le déjeuner, le goûter et le dîner. Ces repas étaient la plupart du temps pris en famille. Aux Etats-Unis, les Américains mangent moins en famille et ont tendance à plus pratiquer le grignotage tout au long de la journée.

De plus en plus de personnes sautent le petit-déjeuner. La nutritionniste Laurence Plumey attribue ce phénomène aux nuits plus courtes[33]. En diminuant notre temps de sommeil, nous avons du mal à nous réveiller le matin et nous nous levons à la dernière minute. Nous n'avons donc pas le temps de préparer le petit-déjeuner et nous sautons ce repas.

En sautant le petit-déjeuner, la glycémie chute vers 10 ou 11h, ce qui provoque des troubles de la concentration et des difficultés de mémorisation. Les adolescents qui sautent le petit-déjeuner ont donc plus de difficultés d'apprentissage. De plus, la chute de la glycémie incite à manger des produits riches en sucres et en graisses à l'heure du déjeuner. Les personnes qui sautent le petit-déjeuner iront plus facilement manger au fast-food.

La communauté scientifique est assez divisée sur la nécessité de prendre ou de ne pas prendre un petit-déjeuner. Il y a d'un côté les défenseurs du petit-déjeuner qui affirment que ce repas est essentiel pour réguler l'horloge interne du corps ainsi que la glycémie. Il permettrait de prévenir la perte de poids et le diabète de type 2.

De l'autre côté, on retrouve des études scientifiques qui affirment que le petit-déjeuner n'est pas incontournable. Dans une étude américaine conduite par Le Cheminant[34], les scientifiques ont comparé deux groupes : « *avec* » petit-déjeuner et « *sans* » petit-déjeuner. Il faut noter qu'à la base, l'ensemble des personnes qui ont réalisé cette étude ne prenait habituellement pas de petit-déjeuner.

Les résultats montrent que le groupe « *avec* » petit-déjeuner a mangé plus de calories (266 Kcals) par rapport à leurs habitudes. Le groupe contrôle (« *sans* » petit-déjeuner) a gardé un apport stable. Le problème de cette étude, c'est qu'il n'y avait aucun contrôle sur le contenu du petit-déjeuner. Or, il s'est avéré que les personnes ont majoritairement constitué leur petit-déjeuner avec des glucides.

Il faut être vigilant lorsque vous lisez des articles qui mettent en avant les avantages ou les inconvénients du petit-déjeuner. Une étude scientifique financée par Kellogg's aura une plus grande probabilité de vous vanter les bénéfices du petit-déjeuner. Ce genre d'étude est en réalité un moyen de propagande pour mieux vendre des céréales ultra-transformées.

On se concentre trop souvent sur la présence ou l'absence du petit-déjeuner et jamais sur sa qualité. Je ne suis pas sûr qu'un petit-déjeuner composé uniquement de produits ultra-transformés soit plus bénéfique que l'absence de petit-déjeuner.

Conseils pour le petit-déjeuner

Le petit-déjeuner est un repas qui a beaucoup évolué depuis un siècle. Par exemple, jusqu'à la Seconde Guerre Mondiale, les Français issus des milieux populaires consommaient des petits-déjeuners composés de soupes consistantes avec du pain. Les Anglais mangeaient le fameux « *breakfeast* » à base d'œufs brouillés, de bacon et de toasts. A cette époque, les petits-déjeuners n'étaient pas composés de produits ultra-transformés.

Aujourd'hui, dans la plupart des pays occidentalisés, on retrouve les mêmes types de produits au petit-déjeuner. Parmi les produits les plus populaires, il y a les céréales pour enfants, les barres de céréales, le lait de vache, les tartines, les pâtisseries, le jus d'orange, le café ou le thé. Le problème, c'est que de nombreux produits sont transformés ou ultra-transformés.

Parmi les aliments les plus transformés, on retrouve bien sûr les céréales pour enfants. Les céréales pour enfants sont des aliments résultant d'une recombinaison d'ingrédients et d'additifs. Ces aliments sont saturés en sucre, ce qui favorise l'augmentation de la glycémie. Pour répondre à ce problème, l'industrie agro-alimentaire a conçu des céréales « *diététiques* » allégées en sucre. Le problème, c'est que ces céréales restent avant tout des aliments ultra-transformés qui font élever la glycémie.

D'autre part, les occidentaux accompagnent les céréales avec du lait de vache. Or, le lait de vache augmente les concentrations d'insuline, ce qui favorise le stockage des graisses. Pour couronner le tout, les enfants n'hésitent pas à rajouter du chocolat en poudre, qui est souvent composé avec plus de 60% de sucre.

Pour proposer une alternative, il peut être intéressant de se diriger vers les laits végétaux sans sucre ajouté. Soyez vigilant avec les concentrations de sucre car les industriels n'hésitent pas à en rajouter pour satisfaire nos papilles gustatives. Vous pouvez mélanger ces laits avec des céréales moins transformées et sans sucre ajouté.

Pour débuter votre transition, je vous conseille de mélanger les céréales sucrées avec les céréales non sucrées. En effet, il faut un certain temps à votre cerveau pour se désaccoutumer du sucre. Si la transition est trop rapide, vous risquez de créer des frustrations. Je vous rappelle qu'il faut absolument éviter les frustrations.

Dans le chapitre 2, nous avons vu que les jus de fruits et les smoothies pouvaient aussi être délétères pour la santé. En effet, en perdant la majorité des fibres, ces jus nous apportent principalement du fructose. Les excès de fructose facilitent le surpoids et le diabète de type 2. Je vous recommande donc de commencer votre journée avec un fruit entier plutôt qu'avec un jus de fruit.

En ce qui concerne les boissons chaudes, le café et le thé (surtout le thé vert) sont des boissons stimulantes et antioxydantes, elles sont donc recommandées au petit déjeuner. Il y a environ trois fois plus de caféine dans le café que de théine dans le thé. C'est la raison pour laquelle il ne faut pas abuser du café. Vous pouvez consommer un à deux cafés par jour sans problème. Evitez de consommer du café après 14 heures car la caféine agit pendant environ 6 à 8 heures dans votre corps.

Enfin, vous pouvez commencer votre journée avec une source de protéines. Les protéines sont rassasiantes, elles permettent de tenir jusqu'au déjeuner sans avoir l'estomac dans les talons. L'ancien petit-déjeuner des Anglais était intéressant dans la mesure où il était composé d'œufs. Si vous êtes végétalien, vous pouvez vous diriger vers les oléagineux (amandes, noix) et les céréales complètes.

Il faut bien prendre conscience qu'un petit-déjeuner occidental peut facilement contenir 20 morceaux de sucre, soit environ 100 grammes de sucre. Selon l'OMS, l'apport de sucres libres ne doit pas dépasser 25 grammes dans la journée, soit 5 à 6 morceaux de sucre.

Je vous invite donc à analyser votre propre petit-déjeuner pour savoir si vous consommez beaucoup de produits ultra-transformés. Préférez un fruit entier, une source de protéine et une boisson chaude sans sucre plutôt qu'un bol de céréales ou des tartines de Nutella avec un jus d'orange. Si vous n'avez pas faim, ne vous forcez pas à manger.

Si vous avez tendance à avoir faim entre les repas, pensez à emporter une collation. Cela vous évitera d'être tenté par les pâtisseries de la boulangerie en allant au travail. Prenez par exemple un fruit entier ou quelques amandes. Vous pouvez aussi opter pour le chocolat noir, un aliment antioxydant et coupe-faim. Privilégiez le chocolat noir qui contient au moins 70% de cacao pour bénéficier de toutes les vertus du cacao.

Conseils pour préparer ses plats

Dans les pays occidentaux, nous mangeons souvent à l'extérieur de chez nous. Or, en mangeant à l'extérieur, nous contrôlons moins la qualité des aliments que nous consommons.

Quand vous êtes chez vous, vous pouvez contrôler beaucoup plus facilement ce que vous achetez et donc ce que vous consommez. Malheureusement, nous manquons souvent de temps à midi pour cuisiner un repas sain. Le soir, nous rentrons fatigués du travail et il devient impossible de nous motiver pour cuisiner.

En conséquence, nous privilégions l'achat de produits transformés. Ces produits sont faciles à cuisiner et ils requièrent peu de temps de préparation. Quoi de mieux qu'un plat de pâtes à la carbonara en boîte prêt en deux minutes au micro-ondes ? L'industrie agro-alimentaire a bien compris ce changement dans notre comportement alimentaire. Des milliers de produits répondent à cette nouvelle attente de rapidité et de facilité.

Je ne vais pas vous cacher qu'en rentrant du travail, je me laisse souvent tenter par ce type de produits. Il y a quelques années, j'ai voulu reprendre un peu plus le contrôle de mon alimentation. Cela est bien sûr passé par une intégration progressive des végétaux ainsi qu'une diminution des protéines animales.

A cette époque, je cherchais le meilleur moyen de cuisiner les végétaux. Je me suis vite rendu compte grâce aux livres de Marion Kaplan que la cuisson à la vapeur douce (inférieure à 100°C) présentait de nombreux avantages[35]. Je vous recommande d'acheter un appareil à vapeur qui ne possède qu'un étage de cuisson. En effet, si vous cuisinez des légumes non biologiques, une partie des pesticides va tomber sur l'étage inférieur.

La cuisson à la vapeur douce conserve mieux les minéraux, les vitamines, les enzymes et les phytohormones sans détérioration des fibres et des sucres. En ramollissant la cellulose, elle rend les légumes plus digestes. Certaines substances comme la vitamine B9, les antioxydants et les caroténoïdes sont plus disponibles grâce à ce mode de cuisson.

Pour ne pas passer mes journées à cuisiner, je cuisine une fois par mois vingt plats végétariens que je congèle. Cela me prend environ deux heures. Après avoir acheté sept à huit variétés de légumes biologiques de saison, je lave tous les légumes. J'alterne ensuite deux tâches : découpage d'une variété de légumes et cuisson d'une autre variété dans le cuiseur vapeur.

En fonction des légumes, le temps de cuisson est généralement compris entre 6 et 12 minutes. Pour ma part, je fais souvent des cycles de 6 minutes pour obtenir des légumes al dente. Cela permet de mieux conserver les vitamines et les minéraux. Pendant ces 6 minutes, je découpe la variété de légume suivante.

Pour accompagner les légumes, je prépare en parallèle 1 kilo de quinoa. Le quinoa permet d'augmenter la part de protéines dans mes plats. Vous pouvez très bien remplacer le quinoa par du riz complet. Cependant, le quinoa présente l'avantage de cuire entre 12 et 20 minutes en fonction de la variété. Pour donner du goût, vous pouvez préparer trois sauces en variant les épices, les aromates et les condiments. Les épices et les aromates possèdent de nombreuses substances antioxydantes excellentes pour la santé.

Tous les soirs, je laisse décongeler un plat pendant la nuit. Cela me permet d'aller au travail avec ma « *lunch box* » et de ne pas être tenté par les fast-foods. Avec cette technique, je m'assure de déjeuner sainement pendant la semaine. Vous allez sans doute me dire que la congélation fait perdre des vitamines. C'est vrai, mais entre un plat de végétaux congelé fait maison et un fast food, le fossé est énorme en terme nutritionnel.

Quand je vois à quel point mon corps a gagné en vitalité depuis que j'utilise cette technique, je prends vraiment du plaisir à préparer mes plats. Comme la plupart des actifs, je n'ai pas le temps de cuisiner tous les jours. En cuisinant seulement une fois par mois pendant 2 heures, je suis arrivé à trouver le bon compromis pour associer vie professionnelle et vie personnelle.

Conseils pour manger à l'extérieur de chez soi

En semaine ou le week-end, les occasions ne manquent pas pour manger à l'extérieur de chez soi. Au travail, les salariés ont souvent trois options pour se restaurer : la cantine de l'entreprise, les restaurants proches de l'entreprise ou la fameuse « *lunch box* ».

Dans une cantine, la qualité des plats varie beaucoup en fonction du budget des entreprises. Certaines entreprises peuvent se permettre de payer des cuisiniers qui vont élaborer leurs propres plats. Les produits sont généralement frais et de bonne qualité. Malheureusement, quand le budget est plus limité, les cuisiniers ne font que réchauffer des plats déjà préparés par des chaînes industrielles.

Dans tous les cas, les cantines proposent souvent plusieurs entrées, plusieurs plats principaux et plusieurs desserts. Ainsi, il est tout de même possible d'avoir une certaine marge de liberté sur la composition de son menu. Par exemple, une salade de tomates en entrée sera plus saine qu'une mini-pizza.

En ce qui concerne le plat principal, vous avez souvent le choix entre de la viande, du poisson et divers accompagnements. Chaque semaine, pour pouvez vous fixer un nombre de repas avec des protéines animales. Si vous étiez habitué à manger de la viande à tous les repas, vous pouvez commencer par un repas végétarien par semaine, puis deux. Vous pouvez aussi privilégier le poisson par rapport à la viande.

La plupart du temps, les cantines proposent du riz, des pâtes, des pommes de terre ou des légumes. Nous avons vu dans le premier chapitre que le riz, les pâtes et les pommes de terres possédaient un fort index glycémique. Ainsi, plutôt que de manger du riz, des pâtes ou des frites tous les jours, il vaut mieux demander des légumes. J'ai bien conscience qu'il est très difficile psychologiquement de limiter sa consommation de féculents lorsqu'on est habitué à en manger quotidiennement. Pour éviter les frustrations, il est essentiel d'y aller progressivement. Commencez avec 75% de féculents et 25% de légumes puis 50%-50% pour enfin finir avec 25%-75 % voire 100% de légumes.

Pour le dessert, privilégiez les fruits entiers. Les cantines vous proposent souvent des crèmes desserts, des yaourts aux fruits ou des pâtisseries. Tous ces produits sont très enrichis en sucre. Vous ne vous mettez pas dans les meilleures conditions pour travailler l'après-midi. Je vous rappelle que le pic de glycémie est suivi par une légère hypoglycémie réactionnelle qui diminue votre vigilance et donc votre efficacité.

Si vous allez au restaurant, toutes ces stratégies peuvent aussi être appliquées. N'hésitez pas à demander des légumes pour accompagner vos plats. Notons par ailleurs que la consommation d'un verre de vin rouge est très bénéfique pour la santé. Le vin rouge contient des polyphénols (antioxydants) qui réduisent les risques cardio-vasculaires ainsi que le risque de polyarthrite rhumatoïde.

Encore une fois, l'idée n'est pas de tout changer d'un coup. Il ne faut surtout pas vous retenir de manger une pizza, un hamburger ou un kebab. C'est la dose qui fait le poison. Ce n'est pas en mangeant une pizza ou un hamburger de temps en temps que vous allez déclencher un infarctus. Le repas doit rester un moment social et convivial. La santé mentale et la santé sociale sont aussi importantes que la santé physique. Il est essentiel de ne jamais culpabiliser. Si vous êtes tenté par une pizza, mangez-la. Si vous ne la mangez pas, vous risquez de créer des frustrations, ce qui est encore pire. Votre cerveau nécessite une longue phase d'adaptation pour incorporer progressivement les légumes et les produits bruts.

Comment devenir un centenaire en bonne santé ?

Chapitre 6 : Prendre du recul sur l'alimentation

Allégations « bio », « sans gluten » et « sans sucre ajouté »

Depuis le début des années 2010, les produits diététiques ont fait leur apparition dans les rayons des supermarchés. Ainsi, on retrouve sur certains produits les allégations « *bio* » « *sans gluten* » ou « *sans sucre ajouté* ». Ces allégations sont de puissants arguments de vente pour les clients qui souhaitent faire attention à leur santé.

Malheureusement, la majorité de ces produits diététiques font souvent partie de la catégorie des aliments transformés. L'allégation « *bio* » sur un paquet de gâteaux vous permet de savoir que les céréales qui ont permis de faire ces gâteaux n'ont pas été arrosées de pesticides.

L'industrie agro-alimentaire oublie de vous dire que les céréales ont été déstructurées et mélangées avec des additifs, des édulcorants et des agents de textures. Au final, on se retrouve avec un aliment ultra-transformé qui fait fortement élever la glycémie. Le fait que l'aliment soit « *bio* » ne rattrape pas les inconvénients de son ultra-transformation.

Depuis quelques années, l'industrie agro-alimentaire surfe sur l'allégation « *sans gluten* ». Le gluten est un ensemble de deux protéines (prolamines et gluténines) contenues dans la plupart des céréales (blé, seigle, orge, avoine, épeautre, kamut). On retrouve donc du gluten dans le pain, les pâtes, les céréales pour enfants, la farine, les biscuits, les gâteaux, les pâtisseries, les hamburgers ou les pizzas. Le problème du gluten, c'est qu'il a tendance à perturber la flore intestinale.

Cette perturbation est très marquée chez les personnes coeliaques qui sont intolérantes au gluten. En dehors des coeliaques, des études scientifiques montrent que de nombreuses personnes seraient sensibles au gluten. Selon le journaliste scientifique Julien Vennesson, 6% des Français seraient sensibles au gluten[36]. Cette augmentation de la sensibilité au gluten a ouvert un nouveau marché des produits « *sans gluten* ».

Encore une fois, on retrouve la même problématique que les aliments étiquetés « *bio* ». On pourrait facilement être séduit par la mention « *sans gluten* ». Cependant, les produits avec cette mention sont souvent des aliments ultra-transformés. L'avantage du « *sans gluten* » ne permet pas de compenser les inconvénients liés à leur ultra-transformation.

Enfin, le troisième piège est l'allégation « *sans sucre ajouté* ». Ce type d'allégation peut facilement faire croire que l'aliment en question est bon pour la santé. Il faut être très vigilant avec ce type de publicité car « *sans sucre ajouté* » n'est pas synonyme « *d'absence de sucre* ». On observe cette subtilité avec les jus de fruits « *sans sucre ajouté* ». En effet, ces jus n'ont pas besoin de sucre supplémentaire dans la mesure où ils contiènent déjà du fructose.

D'autre part, une faible concentration de sucre ne signifie pas que l'aliment a un faible index glycémique. Il existe des produits transformés avec peu de sucre et qui possèdent pourtant un fort index glycémique. Le processus de transformation détruit la structure des aliments[37]. C'est généralement cette destruction de la structure qui augmente l'index glycémique d'un aliment.

Je vous invite donc à exercer un regard critique la prochaine fois que vous verrez une publicité qui vante les bienfaits d'un produit. Avant de vous laisser séduire par les différentes allégations santé du packaging, regardez si le produit est ultra-transformé.

Pour le savoir, il suffit de lire le nombre d'ingrédients. Si vous voyez plus de 5 ingrédients, vous avez de grandes chances d'avoir un produit ultra-transformé entre vos mains.

Attention aux régimes amaigrissants

Des études scientifiques ont montré que la restriction calorique de 30% chez les animaux leur permettait de vivre plus longtemps[38]. Les habitants d'Okinawa sont aussi réputés pour le faible nombre de calories qu'ils ingèrent. Avec de telles observations, on peut vite être tenté de réduire de 30% le nombre de calories que nous consommons pour vivre plus longtemps.

Chaque année, avant l'été, les magazines vantent les bénéfices des nouveaux régimes à la mode pour perdre du poids. Parmi ces régimes, il y a le fameux régime hypocalorique qui consiste à réduire la quantité de calories ingérées. Sur le court terme, ce régime permet bien de maigrir. Cependant, sur le long terme, la majorité de ces régimes sont inefficaces et les personnes reprennent leur poids initial.

Dans ce type de régime, la balance calorique est négative. Le corps humain fournit alors de l'énergie grâce à différents dispositifs. Il utilise bien sûr les réserves de sucres qui se trouvent sous la forme de glycogène au sein des muscles et du foie. Le corps utilise aussi les réserves de graisses, ce qui contribue à une partie de la perte de poids.

Ce que l'on oublie souvent, c'est qu'avec ce type de régime, l'énergie est aussi produite par la décomposition des protéines musculaires. C'est ce qu'on appelle le catabolisme. En conséquence, la perte de poids sur la balance comprend aussi la fonte musculaire. Quand vous perdez quatre kilos, vous pouvez très bien avoir perdu deux kilos de graisse et deux kilos de muscle.

En perdant du muscle, votre cerveau se rend compte qu'il a de moins en moins besoin d'énergie. Il demande donc à l'organisme de consommer moins d'énergie au repos[39]. C'est ce que l'on appelle la diminution du métabolisme de base. Ce processus est un mécanisme de survie inscrit dans nos gènes. Durant le Paléolithique, il nous permettait de mieux économiser notre énergie quand la nourriture était limitée.

Avec la diminution du métabolisme de base, il devient plus difficile de perdre du poids. Ainsi, le fait de manger moins de calories n'est pas suffisant pour perdre du poids. C'est généralement à ce moment qu'on observe une stagnation du poids dans un régime.

D'autre part, le jour où les personnes recommencent à manger des produits transformés après un régime hypocalorique, le corps convertit plus facilement l'excès d'énergie en graisse. Si vous souhaitez perdre du poids, il vaut mieux penser à la qualité des calories qu'à la quantité des calories.

Malheureusement, aujourd'hui, nous vivons avec une focalisation sur le nombre de calories ingérées et dépensées. Il faudrait changer de point de vue pour se recentrer sur la qualité des aliments. Plutôt que de parler de régime, je préfère parler de rééquilibrage alimentaire. Le régime est un mot qui renvoie trop à la frustration de ne pas assez manger.

Parmi les autres problèmes liés aux régimes amaigrissants, il y a les troubles du comportement alimentaire. A l'adolescence, beaucoup de filles et certains garçons ont peur d'être en surpoids. Cette peur du gras est souvent exacerbée par les stéréotypes de beauté véhiculés dans les médias (télévision, Internet, réseaux sociaux). Ainsi, de nombreuses adolescentes n'hésitent pas à recourir aux régimes amaigrissants pour perdre du poids. Cela augmente le risque d'anorexie et de boulimie.

Depuis quelques années, un autre trouble du comportement alimentaire commence à faire son apparition. Il s'agit de l'orthorexie.

L'orthorexie est caractérisée par l'obsession de manger sainement. Les personnes orthorexiques évaluent en permanence la composition de leur alimentation. Elles n'hésitent pas à décliner un repas en famille ou un repas entre amis pour mieux contrôler leur alimentation.

En conséquence, il faut bien prendre du recul sur toutes les recommandations énoncées dans la première partie de ce livre. L'idée est de prendre conscience que certains aliments vous permettent de vivre plus longtemps. Cependant, si cela tourne à l'obsession du bien manger, vous risquez de vous couper de vos relations sociales. Je vous rappelle que les relations sociales sont essentielles pour vivre en bonne santé.

Prendre du recul sur la stigmatisation de l'obésité

Les personnes obèses et en surpoids sont souvent victimes de discriminations et de stéréotypes. On pense souvent que les personnes en surpoids sont des personnes qui n'ont pas de volonté mentale. Le livre de Robert Lustig « *Sucre : l'amère vérité* »[40] permet de changer notre regard sur l'obésité.

Tout d'abord, il nous révèle que 20% des personnes atteintes d'obésité morbide sont métaboliquement en bonne santé. Inversement jusqu'à 40% des personnes ayant un poids normal souffrent d'insulinorésistance. Ainsi, ce n'est pas parce que vous êtes en surpoids que vous êtes forcément en mauvaise santé. D'autre part, ce n'est pas parce que vous êtes mince que vous deviendrez centenaire.

Ce qui m'a le plus frappé dans le livre de Robert Lustig, c'est le principe de « *famine cérébrale* ». Pour réguler le stockage et la dépense énergétique, notre cerveau dispose d'une glande essentielle, l'hypothalamus. Au cours de la journée, l'hypothalamus reçoit des informations de notre système digestif.

C'est notamment la leptine, l'hormone de la satiété, qui permet de transmettre des informations sur l'état de notre faim. Quand vous mangez, vos cellules adipeuses (cellules graisseuses) produisent de la leptine. La leptine remonte au niveau de l'hypothalamus. Lorsque sa concentration augmente, on obtient un signal « *anorexigène* ». C'est grâce à ce signal que vous n'avez plus faim à la fin d'un repas.

Le signal « *anorexigène* » stimule le système nerveux sympathique, responsable de l'activité musculaire et de la perte de graisse. Le signal « *anorexigène* » provoque aussi une inhibition du nerf vague, responsable de l'appétit et de la prise de masse grasse. Autrement dit, à la fin d'un repas, ce signal vous coupe la faim et pousse votre corps à brûler les calories ingérées.

Plus la durée entre les repas s'allonge, plus la concentration en leptine diminue. Cela provoque un signal « *orexigène* » qui vous incite à manger. Le signal « *orexigène* » stimule le nerf vague, le fameux nerf qui stimule l'appétit et qui favorise la prise de masse grasse.

Mais pourquoi je vous parle de tout cela ? Tout simplement parce qu'un taux élevé d'insuline bloque le signal transmis par la leptine. Même après avoir mangé, la faim est encore présente. C'est ce que Robert Lustig appelle la « *famine cérébrale* ». Votre cerveau vous ordonne de continuer à manger et de stocker de l'énergie.

Il est donc essentiel d'apporter un nouveau regard sur les personnes obèses. Il est très difficile pour ces personnes de sortir du cercle vicieux de la « *famine cérébrale* ». Lorsqu'une personne obèse réalise un régime hypocalorique, son taux de leptine diminue dès le premier jour. Cela active le nerf vague qui incite la personne obèse à réaliser moins d'effort et à stocker plus d'énergie. Ce type de régime est donc voué à l'échec.

Pour perdre du poids sans en reprendre, il vaut mieux intégrer progressivement les végétaux tout en conservant la même quantité de calories.

Il est essentiel de prendre son temps sur plusieurs mois et ne pas chercher à maigrir en quelques semaines. Avec le temps, le pancréas n'aura plus à sécréter de grandes quantités d'insuline. Cela favorisera l'arrivée de la leptine dans le cerveau. La personne obèse retrouvera progressivement la sensation de satiété (absence de faim).

Conflits d'intérêts

Dans un rapport publié en juin 2017, l'ONG Corporate Europe Observatory fait des révélations sur l'agence européenne de sécurité alimentaire, l'EFSA[41]. Selon ce rapport, 46% des 211 experts de l'EFSA ont au moins un conflit d'intérêt financier avec l'industrie agro-alimentaire. Le problème, c'est que l'EFSA est un organisme censé fournir des avis scientifiques indépendants des institutions européennes.

Parmi les plus grands scandales, il y a notamment l'affaire du glyphosate. Le glyphosate est l'herbicide le plus utilisé dans le monde. De nombreuses études scientifiques révèlent que cet herbicide est très nocif pour la santé. Il augmenterait notamment le risque de cancer. Or, en novembre 2015, l'EFSA a jugé que le risque cancérogène du glyphosate était « *improbable* ». En novembre 2017, la Commission européenne a annoncé que cet herbicide serait autorisé jusqu'en 2022.

En 2015, *La Stampa* et *The Guardian* ont démontré des conflits d'intérêts entre l'EFSA et l'entreprise Monsanto (actuellement Bayer). Ces journaux ont révélé que le rapport de l'EFSA s'inspirait énormément des études réalisées par la « *Glyphosate Task Force* », un lobby conduit par Monsanto. En entretenant des liens étroits avec des experts de l'EFSA, Monsanto a pu minimiser la dangerosité du glyphosate. Pour couronner le tout, Monsanto s'est fait racheter par l'entreprise Bayer le 14 septembre 2016 pour la modique somme de 66 milliards de dollars.

Bayer est une société pharmaceutique qui entre en conflits d'intérêts avec les organismes de régulation en Europe et aux USA. Cette multinationale a ainsi le pouvoir de provoquer des maladies et de proposer des médicaments pour les soigner. Bienvenue dans le 21ème siècle !

Les exemples de conflits d'intérêts ne manquent pas. Selon Psychomédia[42], les entreprises Coca-Cola Company et PepsiCo ont parrainé au moins 96 organismes nationaux de santé américains de 2011 à 2015. Coca-Cola a parrainé une association de lutte contre le diabète, *l'American Diabetes Association*. C'est assez surprenant lorsqu'on sait que les sodas sont des boissons qui contribuent largement au déclenchement du diabète de type 2.

Il faut bien comprendre que ces parrainages reflètent une véritable stratégie marketing et politique. En effet, en sponsorisant des associations, une multinationale comme Coca-Cola Company peut exercer des pressions pour annuler des projets de loi sur la taxation des boissons sucrées. A ce stade, on peut quasiment parler de corruption.

D'autre part, les multinationales utilisent aussi la stratégie du financement des études scientifiques. Des chercheurs indépendants ont prouvé que le sens de la conclusion des articles financés par l'industrie agro-alimentaire était significativement associé à la source de financement[43]. Parmi les publications financées par l'industrie, aucune n'avait de conclusion défavorable sur les aliments industriels. A l'inverse, quand les études n'étaient pas financées par l'industrie, 37% avaient des conclusions défavorables sur les aliments industriels.

En conséquence, ayez bien à l'esprit que les résultats des études scientifiques peuvent être influencés par les financeurs. Ce phénomène est très marqué dans l'industrie agro-alimentaire ainsi que dans l'industrie pharmaceutique. Il y a plusieurs décennies, l'industrie du tabac et l'industrie de l'alcool utilisaient les mêmes techniques pour dissimuler les effets néfastes de ces substances.

Le pire dans cette histoire, c'est que l'origine du financement d'une étude scientifique n'est pas toujours indiquée. Il est donc nécessaire de redoubler de vigilance. Pour écrire ce livre, je me base souvent sur des lectures scientifiques.

Cependant, je ne peux pas vous certifier à 100% que toutes ces études sont des études indépendantes. Il est essentiel de croiser les sources pour tenter de dégager une cohérence globale. Mon objectif principal n'est pas de vous faire changer de style alimentaire. Je souhaite avant tout que vous preniez conscience que l'alimentation du 21ème siècle soulève de nombreuses problématiques. Les problématiques concernent à la fois la santé de notre corps, la santé de notre planète et la santé de notre système socio-économique.

Partie 2 : Le rôle de l'activité physique

Comment devenir un centenaire en bonne santé ?

Chapitre 7 : Nous sommes de plus en plus sédentaires et inactifs

Sédentarisation croissante de la société

Les chercheurs estiment les premières traces de sédentarisation aux environs du 9ème millénaire avant Jésus Christ. Cette période se nomme le Néolithique. C'est notamment dans la région du croissant fertile (Moyen Orient actuel) que les hommes ont cessé d'être des chasseurs-cueilleurs. Avec les besoins liés à l'agriculture, les hommes ont construit des habitations pour rester à proximité des élevages et des cultures.

Ce nouveau mode de vie a réduit considérablement les déplacements et donc le niveau d'activité physique. Au Paléolithique, les tribus marchaient des milliers de kilomètres par an pour cueillir, chasser et pêcher. Ces déplacements engendraient une énorme dépense énergétique. Des chercheurs ont montré que notre dépense énergétique actuelle ne représente que 38% de celle de nos ancêtres[44]. Il faudrait marcher environ 19 km par jour pour atteindre le niveau d'activité physique de nos ancêtres du Paléolithique.

Cependant, malgré une diminution des distances parcourues au Néolithique, nos ancêtres agriculteurs dépensaient encore beaucoup d'énergie.

Le travail dans les champs nécessitait en effet une grande dépense énergétique. Il fallait s'occuper des cultures en semant et en récoltant les graines. Il fallait aussi s'occuper du bétail, lui trouver des points d'eau et de la nourriture. Actuellement, de nombreux paysans dans les pays émergents utilisent encore ces techniques ancestrales pour vivre.

La sédentarisation s'est accélérée avec la première révolution industrielle, une période qui s'étend de la fin du 18ème au 19ème siècle. Les progrès scientifiques et technologiques ont fait apparaître la machine à vapeur. La machine à vapeur a considérablement changé notre niveau de dépense énergétique. Elle a donné naissance à des machines qui remplacent certaines tâches humaines dans le domaine de l'industrie textile ou la métallurgie. La machine à vapeur a aussi donné naissance aux locomotives.

Avec l'arrivée des usines et des locomotives, le temps de marche était de plus en plus limité. Certes, les ouvriers travaillaient souvent plus de 10 heures par jour mais leurs tâches étaient extrêmement pénibles. On ne peut donc pas dire que cette activité physique était bonne pour la santé. De plus, à cause du manque d'hygiène et du type d'alimentation (malnutrition), l'espérance de vie était très faible à cette époque.

Le niveau d'activité physique a fortement été impacté par la seconde révolution industrielle. Cette période est située entre la seconde moitié du 19ème et le début du 20ème siècle. On rentre progressivement dans l'ère du pétrole et de l'électricité. Avec l'arrivée de l'automobile, il devient très facile de se déplacer sans marcher. Le téléphone permet de parler avec ses amis en restant chez soi. Ces évolutions techniques et technologiques limitent le temps de marche, ce qui réduit toujours un peu plus le niveau d'activité physique.

Le niveau d'activité physique chute drastiquement depuis le milieu du 20ème siècle. La mondialisation démocratise l'accès aux transports, aux supermarchés et aux moyens de communication. Le nombre d'agriculteurs chute au profit du secteur des services. Les humains travaillent progressivement dans des bureaux où ils restent assis toute la journée. Pour se divertir, ils passent de plus en plus de temps devant la télévision.

Avec l'arrivée d'Internet et des nouvelles technologies, notre sédentarisation s'est accélérée. Nous n'avons même plus besoin de marcher. Grâce à notre smartphone, tout devient possible. Nous pouvons envoyer un mail à un collègue, commander de la nourriture ou encore faire appel à un chauffeur qui nous géolocalise.

Selon un rapport de l'IRMES, nous réalisions 8 heures d'activité physique par jour en 1800. Aujourd'hui, le temps d'activité physique est souvent inférieur à 1 heure par jour. Autrement dit, en l'espace de deux siècles, nous avons divisé notre temps d'activité physique par huit.

Différence entre la sédentarité et l'inactivité physique

Avant de continuer de vous parler de la sédentarité et de l'inactivité physique, il est essentiel de bien dissocier ces deux notions. Pour le Pr François Carré, cardiologue français et médecin du sport, nous sommes sédentaires quand nous restons assis au moins 7 heures par jour en moyenne[45]. Ainsi, la sédentarité est principalement définie en fonction du temps que nous passons assis. L'activité physique représente l'ensemble des mouvements qui entraîne une dépense énergétique au dessus de la dépense de base[46].

Autrement dit, lorsque vous marchez ou que vous montez des escaliers, vous êtes physiquement actif. Le fait de rester debout implique aussi une dépense énergétique supérieure à la dépense énergétique de base. Lorsque vous restez debout, vos muscles posturaux sont plus actifs que lorsque vous êtes assis.

Cependant, il y a tout de même une grande différence entre rester debout et courir un semi-marathon. Pour mieux étudier l'effet de l'activité physique, les chercheurs utilisent souvent trois niveaux d'activité physique : faible, modéré et intense. Ces niveaux sont élaborés en fonction du nombre de MET (Metabolic Equivalent of Task), appelé « *équivalent métabolique* ». 1 MET correspond à la dépense énergétique au repos, assis sur une chaise. Cela représente 3,5 millilitres d'oxygène par kilogramme de poids corporel par minute.

La station debout et la marche lente sont des activités inférieures à 3 MET. Cela correspond à des « *activités physiques de faible intensité* ». Pour passer dans la catégorie « *activité physique modérée* », il faut se situer entre 3 et 6 MET. Dans cette catégorie, on retrouve la marche rapide, le vélo, la natation « *plaisir* », le jardinage, les travaux ménagers, le bricolage ou le fait de porter ses courses. Enfin, dans la catégorie « *activité physique intense* », la dépense énergétique dépasse 6 MET. On retrouve la plupart des activités sportives dans cette catégorie.

L'OMS considère que nous sommes physiquement actifs lorsque nous réalisons au moins 150 minutes d'activité physique modérée par semaine. Cela représente 30 minutes d'activité physique modérée par jour 5 jours sur 7. On peut aussi être considéré physiquement actif quand on réalise au moins 75 minutes d'activité physique intense par semaine, soit 25 minutes 3 jours par semaine. En dessous de ces recommandations, nous sommes considérés comme inactifs.

Ainsi, il y a bien une différence entre la sédentarité et l'inactivité physique. Pour mieux percevoir cette différence, je vais vous décrire deux profils de personnes : Jeanne la « *sédentaire active* » et Serge le « *non sédentaire inactif* ».

Jeanne est salariée dans une banque où elle travaille 8 heures par jour. Dans son travail, elle reste assise plus de 7 heures par jour, elle est donc considérée comme sédentaire. Cependant, Jeanne se rend à la salle de sport tous les jours pour faire 40 minutes de course à pied sur un tapis roulant. Elle dépasse donc les recommandations de l'OMS. Elle est considérée comme une personne « *sédentaire active* ».

Serge est un professeur des écoles. Il reste souvent debout dans sa classe. Il n'est donc pas considéré comme un sédentaire. Par contre, contrairement à Jeanne, il ne fait pas de sport dans une salle. Pour se déplacer, il prend le métro en restant debout. Il ne rentre donc pas dans les fameuses 30 minutes d'activité physique modérée par jour. Il est considéré comme une personne « *non sédentaire inactive* ».

Des scientifiques ont montré que les « *sédentaires actifs* » ont un risque de mortalité précoce supérieur aux « *non sédentaires inactifs* »[47]. Si je reprends mes deux profils, cela signifie que Jeanne possède un risque de mortalité précoce supérieur à Serge.

Cette étude est fondamentale puisqu'elle révèle l'importance de rester debout pendant la journée. Même si l'activité physique réduit le risque de mortalité, elle ne suffit pas à rattraper les inconvénients liés au fait de rester assis toute la journée. Faire un footing le dimanche ne vous empêche pas d'être considéré comme sédentaire et inactif sur l'ensemble de la semaine.

Il faut par ailleurs noter que le niveau d'exercice physique recommandé n'est pas le même en fonction de l'âge. L'OMS recommande par exemple au moins 60 minutes d'activité physique par jour pour les adolescents. Hélas, seulement un tiers des adolescents de 11 à 17 ans respectent ces recommandations. Cette explosion de l'inactivité physique explique en parti pourquoi les adolescents sont de plus en plus diabétiques et en surpoids.

L'école n'arrange pas les choses en laissant les adolescents la plupart du temps assis. Et ce ne sont pas les 2 ou 3 heures d'éducation physique et sportive (EPS) par semaine qui permettent de compenser toutes ces heures assises. J'exerce le métier de professeur d'EPS depuis 2011. Au sein de mes cours de 2 heures, le temps d'activité physique réel est souvent situé entre 20 et 40 minutes.

Pour limiter les énormes dépenses nationales liées à la santé, il est essentiel de repenser une école où les élèves seraient moins assis et plus actifs physiquement. La Finlande est très en avance dans ce domaine, notamment dans la ville de Seinäjoki[48].

L'école de Seinäjoki possède des infrastructures (un gymnase et une cour de récréation) qui ont été pensées pour augmenter la quantité d'activité physique quotidienne. Les élèves se mettent souvent debout pendant les cours théoriques. Enfin, des éducateurs formés aux sciences naturelles accompagnent les élèves dans la nature pour marcher, prendre l'air et se relâcher.

Conséquences sur notre santé physique

Selon le chercheur Chakravarthy[49], notre génome a probablement été sélectionné pendant la fin du Paléolithique, c'est-à-dire il y a 50 000 à 10 000 ans. Nous avons vu qu'à cette période, nos ancêtres marchaient facilement 20 kilomètres par jour. Le problème, c'est que notre génome n'a pas beaucoup évolué depuis cette période. Nous vivons actuellement comme des sédentaires alors que notre corps est fait pour marcher un semi-marathon par jour.

Ce changement radical de notre dépense énergétique n'est pas sans conséquences sur notre santé. Selon l'OMS, la sédentarité et l'inactivité physique renforcent la majorité des causes de mortalité. Elles augmentent le risque de maladies cardiovasculaires, de diabète de type 2, de cancer, d'ostéoporose et de sarcopénie (réduction de la masse musculaire).

Je vous rappelle que les affections cardio-vasculaires représentent la première cause de mortalité dans la majorité des pays occidentaux. D'après des chercheurs australiens, la sédentarité pourrait constituer le facteur principal des maladies cardio-vasculaires[50]. Ces chercheurs ont montré que la sédentarité avait plus d'effet que le surpoids, le tabagisme et l'hypertension. Il faut prendre ces résultats avec précaution car cette étude n'a pas mesuré l'influence du style alimentaire.

On retrouve des résultats similaires pour le diabète. Selon certains chercheurs, la sédentarité représenterait la première cause comportementale de la prévalence croissante du diabète[51]. Chez les sédentaires, le manque d'activité physique diminue l'utilisation du glucose musculaire. La sédentarité augmente la résistance à l'insuline, ce qui empêche le glucose de bien passer entre le sang et les cellules musculaires.

L'inactivité physique est souvent corrélée avec le surpoids et l'obésité. Cependant, le lien de causalité n'est pas si évident. Cela signifie que les études ne sont pas toutes d'accord pour dire que la sédentarité est la cause directe du surpoids et de l'obésité. Nous avons vu que l'alimentation montrait des relations de causalité plus solides. Cependant, on peut tout de même relever que la sédentarité est corrélée avec une plus forte concentration de triglycérides (graisses) dans le sang par rapport aux personnes physiquement actives[52].

Plus récemment, des chercheurs ont montré que la sédentarité pouvait augmenter le risque de plusieurs cancers[53]. Leur méta-analyse démontre qu'un comportement sédentaire augmente de 24% le risque de développer un cancer du côlon, 32% pour le cancer de l'endomètre (intérieur de l'utérus) et 21% pour le cancer du poumon. Pour toutes les 2 heures supplémentaires passées assis durant la journée, le risque de cancer du côlon augmente de 8%.

Vous devez sans doute savoir que l'inactivité physique diminue aussi la densité de nos os. C'est ce que l'on appelle l'ostéoporose. Cela fragilise notre squelette, ce qui augmente le risque de fracture. Les personnes âgées qui ont été sédentaires pendant leur vie ont généralement plus de fractures que les personnes qui ont été physiquement actives.

Enfin, l'inactivité physique réduit la masse musculaire. C'est ce que les médecins appellent la sarcopénie. A partir de l'âge de 30 ans, la masse musculaire diminue de 1% par an. La sarcopénie s'accélère à partir de 50 ans. Elle entraîne une perte de motricité, ce qui limite les gestes quotidiens. Un comportement sédentaire amplifie ce phénomène. La sédentarité peut donc entraîner une perte d'autonomie pourtant essentielle pour vivre en bonne santé.

Conséquences sur notre santé mentale et sociale

Lorsqu'on fait le lien entre la sédentarité et la santé, on pense souvent à la santé physique. Cependant, la santé mentale est aussi très affectée par la sédentarité. Selon Jourard, « *une personne en bonne santé mentale est une personne capable de s'adapter aux diverses situations de la vie, faites de frustrations et de joies, de moments difficiles à traverser ou de problèmes à résoudre* »[54].

Dans le domaine de la recherche sur la santé mentale, on s'intéresse souvent au stress, à l'anxiété et à la dépression. Dans une étude de 2015, des chercheurs ont montré que les activités sédentaires comme regarder la télévision, l'ordinateur ou jouer aux jeux vidéo, étaient associées à un risque accru d'anxiété[55].

Chez les adolescents, le risque d'anxiété augmente de 36% chez ceux qui passent plus de 2 heures devant un écran.

La santé sociale représente la capacité d'un individu à s'engager dans des activités collectives. Tous les moments que nous partageons avec les membres de notre famille et nos amis contribuent au développement de notre santé sociale. Ces moments de partage nécessitent souvent de sortir de chez soi.

Or, les personnes adoptant un comportement sédentaire ont tendance à rester chez elles. Avec le développement d'Internet et des smartphones, il est devenu très facile de communiquer avec sa famille et ses amis sans les voir physiquement. Quoi de mieux que de rester le week-end enfermé chez soi à regarder des séries sur Netflix et à communiquer avec ses amis via les réseaux sociaux ?

Malheureusement, ces technologies ont tendance à nous enfermer et donc à nous rendre plus sédentaires. Nos grands-parents n'avaient pas 300 amis sur Facebook et 500 followers sur Instagram. Ils se déplaçaient pour voir physiquement leurs vrais amis plusieurs fois par semaine. Cela leur permettait de partager des moments conviviaux, contribuant directement au développement de leur santé mentale et de leur santé sociale.

Je ne dis pas forcément que c'était mieux avant. Les nouvelles technologies nous ont permis de communiquer avec tous les habitants de la planète et partager de nombreuses expériences. Il est juste important de rappeler que nous sommes une espèce animale sociale. Nos ancêtres vivaient en communauté depuis des milliers, voire des millions d'années. Le partage d'expériences collectives est incorporé dans nos gènes.

Comment devenir un centenaire en bonne santé ?

Chapitre 8 : Les bénéfices des activités cardio-pulmonaires

Réduire le risque de maladies cardio-vasculaires

Les activités cardio-pulmonaires sont les activités qui sollicitent à la fois le cœur et les poumons. Les activités les plus connues sont la course à pied, le vélo et la natation. On retrouve aussi les cours collectifs de fitness comme la zumba ou le step. En règle générale, la plupart des sports individuels (tennis, boxe) et collectifs (football, rugby) sollicitent les poumons et le système cardio-vasculaire.

Les bénéfices liés à la pratique des activités cardio-pulmonaires sont nombreux. Tout d'abord, elles permettent de solliciter le cœur et donc de limiter le risque d'insuffisance cardiaque. L'insuffisance cardiaque est l'incapacité du cœur à pomper suffisamment de sang pour répondre aux besoins de l'organisme.

Avec l'activité physique, le cœur est entraîné à éjecter plus de sang dans l'ensemble du corps. Les activités cardio-pulmonaires permettent aussi de protéger les artères et notamment les artères coronaires. Les artères coronaires sont essentielles car elles permettent d'irriguer le cœur.

La contraction musculaire produit des hormones très bénéfiques pour la santé cardio-vasculaire : les myokines. Les myokines favorisent la vasodilatation des artères et améliorent la fluidité du sang. Les myokines ont aussi des propriétés anti-inflammatoires qui contribuent à protéger les artères contre la progression de l'athérosclérose et à stabiliser les plaques d'athérome existantes.

Le risque d'infarctus augmente lorsque les plaques d'athérome deviennent instables. Les myokines réduisent donc le risque d'infarctus (arrêt cardiaque), le risque d'accident vasculaire cérébrale (AVC) et le risque d'hypertension.

L'un des intérêts les plus importants des activités cardio-pulmonaires est l'augmentation de la consommation maximale d'oxygène, ou VO2max. Le VO2max correspond au volume maximal d'oxygène que l'organisme peut prélever au niveau des poumons, transporter et consommer au niveau des tissus, par unité de temps. Différents tests physiques permettent de déterminer le VO2max.

Toutefois, si vous ne pouvez pas faire de tests physiques, des chercheurs norvégiens ont mis au point un calculateur en ligne qui prend en compte 5 paramètres[56]. Il y a le tour de taille, la fréquence cardiaque au repos, la fréquence et l'intensité de l'exercice pratiqué chaque semaine, l'âge et le sexe. Vous pouvez facilement trouver ce test en tapant « *NTNU fitness calculator* » sur un moteur de recherche. En réalisant le test sur Internet, j'ai par exemple appris que mon VO2max était estimé à 55 ml/min.kg.

Les sédentaires ont généralement un VO2max compris entre 40 et 45 ml/min.kg. Les sportifs non endurants comme moi ont un VO2max compris entre 50 et 55 ml/min.kg. Les coureurs d'un niveau moyen possèdent un VO2max compris entre 65 et 70 ml/min.kg. Enfin, les coureurs de haut niveau dépassent généralement les 80 ml/min.kg.

A partir de 30 ans, le VO2max diminue de 10% tous les 10 ans. Ce phénomène est à la fois lié au vieillissement naturel des organes et à la perte de masse musculaire. Les activités cardio-pulmonaires permettent de limiter la réduction du VO2max avec l'âge. En France, le cycliste Robert Marchand est une preuve vivante de ce phénomène. Il continue à battre des records de cyclisme alors qu'il vient de fêter ses 107 ans le 26 novembre 2018. Il possède un VO2max de 40 ml/min.kg, ce qui correspond normalement au VO2max d'une personne sportive âgée de 50 ans.

Ne culpabilisez pas si vous ne pratiquez pas d'activité physique depuis plusieurs années. Les bénéfices peuvent aussi apparaître si vous reprenez le sport après 50 ans. Les activités cardio-pulmonaires vous permettront de redonner une deuxième jeunesse à votre cœur et à vos artères.

Réduire le risque de cancer

Dans une thèse réalisée en 2015, Juliana Antero et ses collaborateurs ont montré que les athlètes français ayant participé aux Jeux Olympiques avaient un gain de 7 ans d'espérance de vie par rapport à la population générale. Sur ce gain de 7 ans, « *2 années sont gagnées grâce au moindre risque cardio-vasculaire et 2 autres grâce au moindre risque de cancer. Les 3 autres années sont acquises par la réduction de toutes les autres causes de décès, probablement parce que ces athlètes sont mieux encadrés et soignés que la population générale* »[57].

On connaît généralement bien les effets positifs de l'activité physique sur la prévention des maladies cardio-vasculaires. Cependant, l'activité physique joue aussi un rôle essentiel dans la prévention du cancer. Les études scientifiques ont montré un niveau de preuve « *convaincant* » pour le cancer du côlon. Le niveau de preuve est « *probable* » pour le cancer du sein, le cancer de l'endomètre et le cancer du poumon. Pour les personnes qui ne sont pas atteintes du cancer, les recommandations de l'OMS (30 minutes d'activité physique par jour) permettent de réduire d'environ 25% le risque de développer un cancer du sein et du côlon.

Plusieurs mécanismes peuvent expliquer comment l'activité physique semble prévenir ces différents cancers. Tout d'abord, les activités cardio-pulmonaires permettraient de mieux réguler le système hormonal et les différents facteurs de croissance.

D'autre part, ces activités contribueraient à la limitation de la prise de masse grasse, ce qui aurait un effet indirect sur la réduction du développement des cellules cancéreuses.

Les activités cardio-pulmonaires ne jouent pas un rôle uniquement préventif. Elles apportent des bénéfices pendant et après les traitements quand la maladie a été déclenchée. Elles maintiennent la composition corporelle et réduisent la fatigue liée au cancer. Elles permettent aussi de mieux tolérer les traitements et leurs effets sur le moyen terme et le long terme. Enfin, elles limitent le risque de récidive.

Il faut tout de même être vigilant car l'état physique de certains patients ne leur permet pas de réaliser une activité physique. Dans la mesure du possible, il est d'abord conseillé de réduire la sédentarité. Cela passe par le fait de se mettre debout quand le patient le peut.

La prescription de l'activité physique est sous la responsabilité de l'oncologue ou du médecin référent. La mise en œuvre des programmes d'activités physiques est confiée à des personnels formés, souvent des éducateurs en activité physique adaptée (APA). Ils sont capables de proposer des programmes personnalisés en fonction de la prescription médicale et de la condition physique des patients.

Si les activités cardio-pulmonaires sont recommandées, il ne faut pas oublier les exercices de renforcement musculaire. Ces exercices maintiennent la masse musculaire, que l'on nomme aussi masse maigre. L'entretien de la masse musculaire permet aux patients de garder un certain niveau d'autonomie. Nous reviendrons sur les bénéfices de la musculation dans le prochain chapitre.

Réduire le risque de diabète et des maladies neurodégénératives

Nous avons vu précédemment que la sédentarité et l'inactivité physique augmentaient le risque de diabète de type 2. L'activité physique permet au contraire de prévenir son apparition. Dans une population de patients non diabétiques mais avec une intolérance au glucose, l'activité physique réduit de 58% le risque de survenue d'un diabète[58].

D'autre part, l'activité physique permet aussi d'améliorer l'équilibre glycémique des personnes diabétiques de type 2. Comme pour le cancer, l'activité physique est utile avant le déclenchement de la maladie, pendant la maladie et après la maladie.

L'intérêt de l'activité physique repose sur l'action qu'elle exerce sur la régulation de l'insuline. Je vous rappelle que l'insuline est l'hormone que notre pancréas sécrète lorsque nous avons trop de glucose dans le sang. Chez les diabétiques de type 2, les tissus du corps ne sont pas assez sensibles à l'insuline. Le pancréas doit donc produire plus d'insuline, ce qui est délétère pour l'organisme.

Grâce à l'activité physique, les tissus du corps deviennent plus sensibles à l'insuline. Cela évite au pancréas de se fatiguer. Le corps est plus capable de réguler les concentrations de glucose dans le sang, la fameuse glycémie. Ce mécanisme est beaucoup plus efficace lorsque les diabétiques effectuent des changements dans leur alimentation, notamment en privilégiant les aliments avec de faibles index glycémiques.

Le deuxième intérêt de l'activité physique est qu'elle sollicite les muscles. Les muscles ont besoin de plus de glucose pour produire de l'énergie. Pour répondre à cette demande, les muscles pompent plus de sucre dans le sang, ce qui réduit la glycémie.

En plus des maladies cardio-vasculaires, du cancer et du diabète de type 2, l'activité physique peut aussi prévenir les maladies neurodégénératives. Parmi les maladies les plus connues, on retrouve la maladie d'Alzheimer, la maladie de Parkinson, la sclérose en plaques ou encore la maladie de Huntington. L'activité physique semble agir sur plusieurs mécanismes cérébraux.

Des chercheurs finlandais ont montré que le volume de la matière grise augmentait significativement en fonction de l'activité physique pratiquée par rapport à la sédentarité[59]. Les myokines, les fameuses hormones fabriquées lors de la contraction musculaire, possèdent aussi un intérêt pour prévenir les maladies neurodégénératives. Après leur fabrication au sein des muscles, les myokines circulent jusqu'au cerveau pour produire des facteurs nutritifs qui participent à la production de nouveaux neurones.

Autrement dit, l'activité physique participe indirectement à la formation de nouveaux circuits neuronaux. Ce phénomène entretient les capacités de mémorisation et d'apprentissage, ce qui retarde l'apparition ou le développement de la maladie d'Alzheimer. D'autre part, les personnes qui pratiquent une activité physique régulière diminuent de 40% le risque de déclencher la maladie de Parkinson.

Exercices continus et exercices fractionnés

Lorsqu'on réalise des activités cardio-pulmonaires (course à pied, natation, vélo), il existe deux méthodes d'entraînement : le travail en continu et le travail en fractionné. Le travail en continu est une méthode qui consiste à réaliser de longues séries en gardant souvent la même intensité.

A l'inverse, le travail en fractionné est une méthode qui découpe l'entraînement en plusieurs séries de plusieurs répétitions. On observe souvent l'alternance de phases intenses avec des périodes de récupération peu intenses.

Depuis 20 ans, de nombreuses études scientifiques ont mis en avant l'intérêt du travail en fractionné. Vous avez sans doute entendu parler des avantages du HIIT (High Intensity Interval Training), qui signifie travail fractionné à haute intensité.

Dans l'ensemble, le travail en fractionné et le travail en continu offrent des bénéfices comparables[60]. Les athlètes de haut niveau utilisent ces deux méthodes d'entraînement pour développer leur condition physique. L'entraînement polarisé reflète ce principe avec 80% à 85% du temps total d'entraînement avec une intensité faible ou modérée et 15 à 20% avec une haute intensité.

Selon Rachid Ziane, « *l'entraînement long et à faible intensité va engendrer une très forte augmentation d'ions Calcium qui par une série de processus augmenterait l'activité de la protéine PGC-1a, avec pour effet à terme d'améliorer la capacité oxydative des cellules musculaires. L'entraînement à haute intensité permettrait aussi mais d'une autre façon de produire ce phénomène* »[61].

Comme les athlètes de haut niveau, les sédentaires et les

sportifs du dimanche peuvent aussi alterner entre ces deux méthodes. L'essentiel est surtout d'adapter les paramètres de l'entraînement : durée, nombre de séries, nombre de répétitions, intensité des répétitions, durée des récupérations. Une personne qui reprend le sport après 15 ans d'inactivité physique ne choisira pas les mêmes durées et les mêmes intensités qu'un athlète qui s'entraîne depuis 20 ans.

Pour améliorer vos entraînements, vous pouvez investir dans un cardiofréquencemètre. Le cardiofréquencemètre est un outil, souvent une montre, qui permet de mesurer votre fréquence cardiaque et donc de connaître l'intensité de votre exercice.

Grâce aux nouvelles applications, vous pouvez enregistrer votre taille, votre poids, votre âge et votre fréquence cardiaque de repos. Cela permet de déterminer les différentes fourchettes d'intensité en fonction de la fréquence cardiaque maximale ou de la fréquence cardiaque d'entraînement (formule de Karvonen).

Quand vous courez avec une fréquence cardiaque située entre 65 et 75% de la fréquence cardiaque maximale (FCmax), vous êtes situé dans la zone de l'endurance fondamentale. On utilise souvent cette zone lorsqu'on effectue un footing en continu. Nos muscles utilisent un mélange de graisse et de sucre pour produire de l'énergie.

Dans cette zone de fréquence cardiaque, le corps a besoin d'oxygène pour produire de l'énergie. C'est la raison pour laquelle on parle de filière aérobie. L'endurance fondamentale améliore la circulation sanguine et augmente le volume du cœur. Elle permet aussi aux athlètes de mieux se servir des graisses pour économiser les réserves de sucre qui sont sous la forme de glycogène.

Au-delà de 75% de la FCmax, le corps commence à développer de l'acidose musculaire. On parle souvent du seuil anaérobie lactique ou seuil lactique. Avec cette intensité, le corps utilise essentiellement les réserves de sucre (sous forme de glycogène) des muscles et du foie pour produire de l'énergie. On atteint souvent cette intensité lorsqu'on travaille en fractionné.

Pour optimiser votre santé, vous pouvez donc alterner les entraînements en continu et en fractionné. Ces deux méthodes permettent d'optimiser la filière aérobie et la filière anaérobie lactique. Cela contribue à la bonne santé des différents organes, des bonnes bactéries et de toutes les cellules de notre organisme. Les activités cardio-pulmonaires ne sont pas uniquement représentées par les activités du triathlon (natation, vélo et course à pied). Lorsque vous faites du fitness, des sports d'opposition individuels et collectifs, votre corps alterne naturellement entre les différentes filières énergétiques.

Chapitre 9 : Les bénéfices de la musculation

Entretenir les muscles

Depuis la fin du 20ème siècle, on assiste à une véritable explosion des salles de remise en forme. La plupart du temps, on retrouve dans ces salles un espace de musculation avec des machines et un ou plusieurs espaces destinés aux activités cardio-pulmonaires.

Les clients fréquentent souvent ces salles pour deux raisons : entretenir leur santé et/ou développer un corps qui réponde à des critères esthétiques (affinement de la silhouette ou prise de volume musculaire). On retrouve aussi des personnes souhaitant se renforcer physiquement pour leur pratique sportive.

Dans le chapitre 7, nous avons vu qu'avec l'âge et la sédentarité, notre masse musculaire diminuait progressivement. C'est ce qu'on appelle la sarcopénie. Bonne nouvelle, il est possible de prévenir la sarcopénie grâce à l'activité physique. La musculation apparaît comme une activité privilégiée car elle permet d'exercer des résistances sur les muscles.

En effet, la musculation favorise la prolifération des cellules satellites ainsi que l'augmentation de la synthèse des protéines musculaires. La musculation stimule le mécanisme d'autophagie qui permet de réparer et de régénérer les cellules de l'organisme. Grâce à ces trois mécanismes, la force musculaire est entretenue. Cette activité permet donc de prolonger une certaine autonomie quotidienne.

A partir d'un certain âge, la perte de force musculaire

empêche de réaliser certains mouvements : se mettre debout, ouvrir un bocal, porter une charge légère ou moyenne.

Ainsi, les exercices de musculation prolongent la fameuse espérance de vie en bonne santé. Bien sûr, tout comme pour les activités cardio-pulmonaires, il est essentiel d'adapter le niveau des exercices en fonction de votre condition physique. Un jeune de 20 ans ne dispose pas du même système hormonal qu'un sénior. Un jeune peut facilement pratiquer cinq à six séances de musculation intenses par semaine. Un sénior devra plutôt s'orienter vers trois séances hebdomadaires avec un jour de repos entre chaque séance.

Si vous reprenez le sport après plusieurs années d'inactivité physique, il est impératif de consulter un médecin du sport. Certains mouvements ne sont pas recommandés chez les personnes ayant des fragilités ostéo-articulaires. Pour ces personnes, il existe maintenant des plateformes de vibration qui peuvent présenter des bénéfices.

Mis à part l'intérêt de la musculation sur la prévention de la sarcopénie, la musculation permet aussi de moduler le métabolisme de base. Je vous rappelle que le métabolisme de base correspond au processus de transformation par lequel nous brûlons nos calories. Lorsque vous faites de la musculation, votre masse musculaire peut augmenter. Comme les cellules musculaires sont très coûteuses en énergie, vous brûlez plus d'énergie au repos.

En augmentant le métabolisme de base, il est plus facile de perdre du poids. Les cellules musculaires arrivent mieux à solliciter les cellules graisseuses pour produire de l'énergie. Ce processus est effectif uniquement lorsque l'alimentation est adaptée. Nous verrons dans le chapitre 12 que l'activité physique peut participer à la perte de poids uniquement si vous l'associez à une alimentation de bonne qualité.

Entretenir les os

Le deuxième grand intérêt de la musculation réside dans son action sur la santé osseuse. Nous avons vu dans le chapitre 7 que la sédentarité et l'inactivité physique augmentaient le risque d'ostéoporose. L'ostéoporose est une maladie du squelette caractérisée par une diminution de la densité osseuse. On observe aussi des altérations de la micro-architecture des os. Avec ces deux processus, les os deviennent plus fragiles, ce qui augmente le risque de fracture.

Des chercheurs canadiens ont montré que les fractures de la hanche augmentaient fortement le risque de mortalité[62]. 25 % des hommes et des femmes de plus de 50 ans victimes d'une fracture de la hanche meurent dans les 5 ans qui suivent cette fracture. C'est également le cas de 16 % des patients qui se cassent une vertèbre.

A l'état normal, l'os est un tissu vivant qui se renouvelle en permanence. Les ostéoclastes sont des cellules qui détruisent l'os. A l'inverse, les ostéoblastes sont des cellules qui fabriquent de nouvelles cellules osseuses. Jusqu'à 45 ans, les ostéoclastes et les ostéoblastes s'équilibrent. Après 45 ans, les ostéoclastes prennent progressivement le dessus sur les ostéoblastes.

Avec le vieillissement, les hormones sexuelles diminuent, ce qui limite la production d'ostéoblastes. L'ostéoporose est plus marquée chez les femmes avec l'arrivée de la ménopause. D'autre part, le manque de vitamine D peut aussi expliquer l'accélération de l'ostéoporose. La vitamine D est essentielle pour la santé osseuse car elle permet de mieux fixer le calcium sur les os.

L'intérêt de la musculation réside dans les contraintes qu'elle exerce sur les os. Elle permet de créer des forces de compressions et de tractions, ce qui produit des stimuli oestrogéniques[63].

Les études scientifiques montrent qu'il est possible d'augmenter la densité minérale osseuse (DMO) grâce à la musculation. On peut donc dire que la musculation est une activité qui permet de prévenir et de ralentir l'ostéoporose.

Bien sûr, toutes les précautions doivent être prises en compte pour optimiser cet effet. Les charges trop légères ne permettent pas d'exercer une force assez grande pour solliciter les muscles et les os. Il ne s'agit pas non plus de réaliser des répétitions avec des charges trop lourdes. Cela pourrait endommager les muscles, les tendons et les ligaments. Il vaut mieux privilégier les charges moyennes et un peu lourdes.

En musculation, on se réfère souvent à la notion de charge maximale ou 1 RM (une répétition maximale). Elle correspond au poids maximal que nous pouvons soulever, tirer ou pousser sur une répétition. Pour connaître cette valeur, on utilise des tests sur plusieurs répétitions. Cela permet de ne pas se blesser avec une seule répétition. Par exemple, avec 15 répétitions maximales, on obtient environ 70% de 1 RM.

Pour une personne en bonne condition physique, il peut être intéressant de réaliser des exercices en se situant vers 75 et 80% de 1 RM. Cela correspond globalement à des séries de 8 à 10 répétitions. On peut aussi obtenir de bonnes compressions sur les muscles et les os avec 15 à 20 répétitions. Les personnes âgées doivent plutôt privilégier des séries plus longues, entre 15 et 30 répétitions.

Personnellement, j'évite de me référer aux pourcentages de 1 RM. Je préfère me fier à mes sensations musculaires et psychologiques. Essayez de sentir les muscles travailler et adaptez les différents paramètres de l'entraînement : nombre d'exercices, nombre de séries ou de circuits, nombre de répétitions, nombre de kilos, durée des récupérations. Si vous sentez les muscles travailler, cela veut dire que vous faites aussi travailler vos os.

Le travail en série

En musculation, la méthode la plus traditionnelle consiste à décomposer chaque exercice en plusieurs séries de plusieurs répétitions. Le travail en série a donné naissance à de nombreux protocoles d'entraînement. Certaines méthodes mettent l'accent sur le nombre de séries et le nombre de répétitions. D'autres méthodes mettent l'accent sur l'intensité des répétitions.

L'idée n'est pas de rentrer dans les polémiques qui concernent ces différentes méthodes. Je souhaite surtout vous faire comprendre les grands principes de la musculation en série pour pratiquer dans des conditions de sécurité.

Si vous décidez de travailler en série, il existe deux protocoles : le « *full body* » et le « *split* ». Le « *full body* » consiste à travailler la majorité des groupes musculaires au sein d'une séance. Le « *split* » consiste à diviser les groupes musculaires sur plusieurs séances. Par exemple, vous pouvez décider de travailler le haut du corps le lundi puis le bas du corps le mercredi.

En tant que professeur d'EPS, je vous conseille de privilégier la méthode en « *full body* » si vous êtes débutant. La méthode en « *split* » est plutôt réservée aux personnes qui ont un peu d'expérience. Bien sûr, il existe aussi des personnes confirmées qui préfèrent travailler en « *full body* ». Cette méthode n'est pas réservée aux débutants.

D'autre part, je conseille aux débutants de composer leurs séances avec des « *exercices globaux poly-articulaires* ». A l'inverse des « *exercices d'isolation* » qui ne sollicitent qu'un seul muscle, les

« *exercices globaux poly-articulaires* » sollicitent plusieurs groupes musculaires. Par exemple, le développé couché est un exercice global qui sollicite à la fois les pectoraux, les triceps et les deltoïdes.

Plusieurs objectifs peuvent se retrouver dans le travail en séries. Il y a bien sûr les personnes qui souhaitent prendre du volume musculaire. Ces personnes veulent souvent ressembler aux stéréotypes esthétiques véhiculés par les médias. Il y a aussi les sportifs qui souhaitent prendre du volume musculaire pour leur pratique sportive. C'est le cas des rugbymens qui se musclent pour être plus résistants lors des impacts corporels.

L'idée de ce livre n'est pas de vous présenter des protocoles de musculation, Rudy Coia[64] et Frédéric Delavier [65] le feront nettement mieux que moi. Sachez que les machines de musculation ne sont pas nécessaires. Il est tout à fait possible de réaliser des programmes d'entraînement à poids corporel, surtout si l'objectif est lié à la santé. De plus, ces programmes utilisent souvent des exercices globaux qui font travailler plusieurs muscles à la fois.

Dans une perspective de prévention des blessures, il est essentiel de vous échauffer. Malheureusement, de nombreuses personnes se blessent en musculation à cause d'un échauffement négligé. Il est aussi important de mettre de la progressivité dans vos entraînements. N'hésitez pas à placer des jours de récupération pour laisser vos muscles se reposer. Enfin, les étirements ont une place essentielle en musculation. Je vous conseille les ouvrages de Christophe Carrio sur ce sujet[66].

Le travail en circuit training

Le travail en série n'est pas la seule méthode de musculation. Depuis les années 2010, le circuit training est une méthode de plus en plus présente dans les salles de remise en forme. Même si son invention remonte aux années 1950 en Angleterre, le circuit training a gagné une grande popularité depuis quelques années.

Cette méthode consiste à enchaîner plusieurs exercices sous la forme d'un circuit. Dans le travail en série, le principe consiste à répéter un même exercice avec plusieurs séries composées elles-mêmes de plusieurs répétitions. Dans le travail en circuit, les pratiquants enchaînent souvent quatre à huit exercices avec plusieurs répétitions par exercice. Etant donné que les périodes de récupération sont plus courtes entre les exercices, le travail en circuit training est considéré comme une activité cardio-pulmonaire.

C'est notamment le cas du circuit training réalisé sous la forme de HIIT (High Intensity Interval Training). Un circuit training en HIIT est un circuit qui permet de travailler avec une intensité de travail élevée. Le chercheur Tabata a popularisé le HIIT avec sa propre méthode d'entraînement, le « *Tabata* ». Cette méthode consiste à alterner pendant 4 minutes des phases actives de 20 secondes d'exercice intensif avec 10 secondes de récupération[67].

Une séance de HIIT dure généralement 15 à 25 minutes. Comme elle prend peu de temps, cette méthode est très appréciée. 20 minutes de HIIT apportent globalement les mêmes bénéfices qu'une heure de travail continu à intensité modérée. Dans une société où les gens ont de moins en moins de temps pour manger et pour faire du sport, le HIIT a trouvé de nombreux adeptes.

Depuis les années 1990 et 2000, les travaux scientifiques s'accumulent sur le HIIT. Il permettrait de brûler plus de graisses qu'un entraînement traditionnel[68]. Cela serait notamment expliqué par le fait que le HIIT augmenterait le métabolisme de base pendant les 24 heures qui suivent l'exercice. C'est ce que l'on appelle l'« *after burn effect* ».

Pendant cette phase, le corps continue de brûler plus de calories pour restaurer l'organisme. En 2012, des chercheurs australiens ont montré que 3 séances de 20 minutes de HIIT par semaine pendant 4 mois permettaient d'obtenir de nombreux bénéfices sur la composition corporelle et la condition physique[69].

Les personnes ayant réalisé les séances d'entraînement ont perdu 6,7% de masse grasse, elles ont gagné 2,2% de masse maigre (les muscles) et ont élevé de 15% leur VO2max par rapport au groupe contrôle n'ayant pas réalisé d'entraînement.

Si vous êtes débutant, je vous conseille de commencer par des circuits training avec une intensité modérée. Cela vous permettra de bien vous approprier la technique des différents exercices. Privilégiez les exercices à poids corporel ou avec de petites haltères. Avec l'expérience, vous augmenterez progressivement l'intensité du circuit training pour vous rapprocher du HIIT.

Selon votre objectif, vous pouvez donner une dimension plus cardio ou plus musculaire à votre circuit. Si vous souhaitez mettre l'accent sur le cardio, réalisez les circuits avec des charges légères pour augmenter le nombre de répétitions. Si vous souhaitez mettre l'accent sur le développement musculaire, allongez les durées de récupération entre les exercices et prenez des charges plus lourdes.

Quel que soit votre circuit training, pensez à bien vous échauffer et à exécuter correctement les exercices. Je vois trop de personnes dans les salles de remise en forme se donner à fond en HIIT sans penser aux bonnes postures, ce qui augmente le risque de blessures articulaires et musculaires.

Chapitre 10 : L'importance de bouger pour la santé mentale et sociale

La régulation du cortisol

Le cortisol est une hormone qui a souvent mauvaise réputation car on la considère comme l'hormone du stress. Cependant, je préfère présenter le cortisol comme l'hormone de l'éveil. Elle permet de réguler l'alternance des cycles d'éveil et de sommeil. Je reviendrai sur ces cycles dans la 4ème partie de ce livre dédiée au sommeil.

Nous associons souvent une image négative au stress. Or, il ne faut pas oublier que le stress est avant tout une réponse adaptative à l'environnement. Au Paléolithique, le stress permettait à nos ancêtres de fuir des prédateurs. Notre corps a gardé cette capacité à se stresser pour répondre à des menaces.

A l'état normal, le stress aigu permet de sécréter différentes substances comme l'adrénaline, la noradrénaline ou le cortisol. Ces substances permettent au corps d'augmenter l'état de vigilance. La pression artérielle s'élève, la pupille augmente son diamètre, le glucose passe plus facilement dans les muscles. Ce sont ces adaptations physiologiques qui permettaient à nos ancêtres d'échapper aux prédateurs.

Le problème, c'est que notre environnement a beaucoup changé depuis le Paléolithique. Nous sommes en permanence sollicités par nos smartphones, nos mails, la productivité au travail et les responsabilités familiales. Notre organisme est donc soumis à un état de stress permanent qui nous conduit parfois à un état pathologique.

Dans cet état de stress chronique, notre corps sécrète du cortisol de manière prolongée. C'est lorsque cette sécrétion est prolongée qu'elle devient mauvaise pour la santé. Plusieurs symptômes peuvent apparaître : insomnie, agressivité, fatigue, migraine, anxiété et dépression. Il est donc important de différencier le stress aigu, qui est adaptatif, et le stress chronique, qui peut devenir pathologique.

Lorsque vous faites du sport, votre corps est dans un état de stress aigu qui n'est pas dangereux pour votre santé, bien au contraire. Grâce au cortisol, votre foie libère plus de glucose dans le sang et vos muscles captent plus facilement ce glucose. La seule différence par rapport à nos ancêtres, c'est que nous activons ce mécanisme pour courir derrière un ballon et non plus pour fuir des prédateurs.

D'autre part, grâce à l'activité physique, le cortisol possède aussi des effets anti-inflammatoires. Cela permet aux muscles de mieux récupérer après un effort. Le cortisol contribue ainsi au remodelage fonctionnel des muscles pendant la récupération. On est donc loin de l'image négative du cortisol générateur de stress.

La production d'endorphines et de dopamine

Si l'activité physique est considérée comme un stress positif, elle permet aussi de produire des substances qui diminuent le stress chronique. Parmi ces substances, on retrouve notamment les endorphines. Les endorphines sont des neurotransmetteurs sécrétés dans le cerveau au niveau de l'hypothalamus et de l'hypophyse.

Les endorphines ont un effet euphorisant ainsi qu'un effet antidouleur. Il faut dire que ces neurotransmetteurs se rapprochent beaucoup de la structure de la morphine. La grande différence, c'est que nous les produisons naturellement grâce à l'activité physique.

Pour les sportifs, la production d'endorphines permet de mieux résister aux douleurs musculaires et tendineuses. Le problème, c'est qu'avec leur effet euphorisant, les endorphines peuvent provoquer une sorte d'addiction au sport. Rassurez-vous, cela concerne essentiellement les personnes qui s'entraînent beaucoup dans les sports d'endurance.

Lorsqu'on pratique une activité physique, il suffit de quelques minutes pour produire des endorphines. Cependant, il faut souvent attendre 30 minutes à 1 heure après l'effort pour ressentir le pic de production. C'est la raison pour laquelle on se sent autant relâché après la pratique d'une activité physique.

Si vous souhaitez produire plus d'endorphines, il vaut mieux privilégier les activités intenses. Le travail en fractionné permet de produire plus d'endorphines car il sollicite intensément le cœur. Nous avons vu que les circuits training en HIIT n'avaient pas le monopole du travail en fractionné. Le badminton, le football, le basket-ball ou la boxe sont des activités où l'on observe l'alternance de phases intenses et modérées. Ces activités permettent donc aussi de produire des endorphines.

D'autre part, l'activité physique contribue à la production de dopamine. On la considère souvent comme l'hormone de la récompense ou l'hormone du plaisir. Elle est impliquée dans les processus motivationnels et attentionnels. Elle est produite dans le cerveau au niveau de l'aire tegmentale ventrale. Lorsque la dopamine atteint le noyau accumbens (ou striatum ventral), nous ressentons du plaisir.

Notre cerveau produit de la dopamine dans de nombreux contextes : lorsque nous mangeons des aliments équilibrés, lorsque nous écoutons de la musique, lorsque nous jouons au tennis ou lorsque nous faisons l'amour. Dans ces contextes, la production de dopamine est bonne pour la santé.

Toutefois, d'autres contextes augmentent aussi la production de dopamine. On retrouve par exemple la consommation d'aliments ultratransformés.

La combinaison de sucre et de graisse dans ces produits génère beaucoup de plaisir. Quand vous allez sur les réseaux sociaux ou que vous jouez aux jeux vidéo pendant plusieurs heures, votre cerveau produit aussi de la dopamine. Le problème, c'est que nous sommes souvent assis, et donc sédentaires, quand nous allons sur les réseaux sociaux.

Enfin, la production de dopamine augmente fortement lorsque nous consommons des drogues. C'est le cas du tabac, de l'alcool et de toutes les autres drogues. Par exemple, la méthamphétamine, la fameuse drogue produite par Walter White dans la série Breaking bad, est une drogue qui libère énormément de dopamine.

Avec une exposition chronique à la dopamine, les récepteurs à dopamine D2 du noyau accumbens commencent à disparaître. Autrement dit, il faut consommer plus de drogue pour atteindre le même niveau de plaisir. C'est la raison pour laquelle il est très difficile de se sevrer d'une drogue. Il se produit le même mécanisme chez les personnes obèses qui ne produisent plus assez de dopamine. Le manque de plaisir peut entraîner de l'anxiété ainsi que de la dépression.

Contrairement aux drogues, l'activité physique permet de produire des quantités raisonnables d'endorphine et de dopamine. Ces substances agissent comme de véritables anxiolytiques naturels. Une personne stressée, anxieuse ou dépressive a donc un réel intérêt à pratiquer une activité physique régulière.

Régulation de la sérotonine

Nous confondons souvent le plaisir avec le bonheur. Or, au niveau biochimique et neurologique, on retrouve bien une différence entre ces deux notions. Nous venons de voir que le plaisir immédiat était surtout régi par la dopamine qui nous pousse à manger et à nous reproduire.

En philosophie, le plaisir est considéré comme éphémère. A l'inverse, le bonheur est plus un état de satisfaction durable. Sur le plan scientifique, le bonheur est surtout associé à la sérotonine. La sérotonine est un neurotransmetteur qui agit sur de nombreuses fonctions.

Ce neurotransmetteur intervient dans l'inhibition, ce qui est essentiel pour limiter des comportements à risque. La sérotonine permet de diminuer l'agressivité, le rapport à la souffrance ainsi que la dépression. Les antidépresseurs médicamenteux comme le Prozac ou le Deroxat permettent d'augmenter le taux de sérotonine cérébrale. Enfin, la sérotonine est aussi impliquée dans la régulation de l'appétit, le sommeil et le désir sexuel.

Le plus surprenant, c'est que la sérotonine est produite dans deux endroits de notre corps. Elle est bien sûr sécrétée au niveau de notre cerveau dans la partie médiane du tronc cérébral (noyaux raphés). Cependant, la sérotonine est aussi produite au niveau de notre intestin. Certaines bactéries du microbiote intestinal stimulent la production de sérotonine dans les cellules intestinales.

Indirectement, la sérotonine fabriquée dans notre intestin peut réguler notre bonheur. Nous avons vu dans la première partie que l'alimentation jouait un rôle essentiel dans le développement de notre microbiote. Par exemple, les aliments riches en tryptophane favorisent la production de sérotonine. Le tryptophane est un précurseur de la sérotonine.

Des scientifiques ont montré que l'activité physique était un excellent moyen d'augmenter le niveau de tryptophane[70]. Ainsi, l'activité physique contribue indirectement à l'augmentation de la sérotonine. Comme l'endorphine, la sérotonine agit pendant plusieurs heures après l'arrêt de l'effort. Pour optimiser la production de sérotonine, il est préférable de réaliser des exercices à une intensité familière. Une étude a révélé que les personnes produisaient plus de sérotonine lorsqu'elles pratiquaient une activité physique avec une intensité confortable[71].

En conséquence, si vous avez tendance à être stressé ou anxieux, cette étude suggère qu'il vaut mieux pratiquer une activité physique avec une intensité modérée.

Le problème de la sérotonine, c'est qu'elle est liée à la dopamine. Ainsi, la production de dopamine réduit la production de sérotonine. Ce mécanisme a été étudié par l'endocrinologue Robert Lustig. Selon ce médecin, la sur-sollicitation du circuit de la récompense a conduit à son piratage[72].

Nous n'arrivons plus à distinguer le plaisir et le bonheur. Avec l'inactivité physique et la faible consommation de végétaux, notre corps produit de moins en moins de sérotonine. Nous avons perdu progressivement notre capacité à ressentir un bonheur durable.

La production chronique de dopamine entraîne une diminution des récepteurs dopaminergiques ainsi qu'une diminution de la production de sérotonine. La recherche permanente du plaisir peut donc entraîner une diminution du bonheur.

Développer l'empathie

Lorsqu'on traite le sujet de la santé, on parle souvent des maladies cardio-vasculaires, du cancer ou du diabète de type 2. On pense parfois à la santé mentale avec l'anxiété ou la dépression. Cependant, on oublie la plupart du temps que la santé a aussi une dimension sociale.

Je vous rappelle que l'OMS définit la santé comme un *« état de complet bien-être physique, mental et social, et ne consiste pas seulement en une absence de maladie ou d'infirmité »*[73]. La santé sociale représente la capacité d'un individu à s'engager dans des activités collectives.

Les activités physiques constituent un excellent moyen de développer des interactions sociales. Ces interactions sociales ne sont pas uniquement présentes dans les sports collectifs comme le basket-ball ou le volley-ball. On retrouve aussi des interactions sociales lorsqu'on réalise une randonnée en groupe, lorsqu'on assure quelqu'un en escalade et lorsqu'on danse en duo ou en groupe. Les activités physiques et sportives permettent de développer une multitude de capacités sociales. Dans ces activités, il est nécessaire de coopérer, d'argumenter ou de se préoccuper des autres.

L'empathie est au cœur de ces processus. Elle reflète notre capacité à ressentir les émotions des autres et à nous mettre à la place des autres. Pour faciliter son étude, les chercheurs considèrent que l'empathie possède une composante émotionnelle ainsi qu'une composante cognitive[74].

La composante émotionnelle représente la capacité d'un individu à ressentir une émotion similaire à celle d'une autre personne. Notre corps est notamment capable d'utiliser un processus d'imitation qui nous permet de sourire   lorsque quelqu'un sourit.

Certains scientifiques pensent que ce sont les neurones miroirs qui participeraient à ce processus. L'observation et l'imitation de différentes expressions faciales activent des régions similaires[75].

La deuxième composante de l'empathie est la composante cognitive. C'est cette composante qui nous permet de nous mettre à la place des autres. Si la composante émotionnelle fait appel à des processus automatiques quasiment innés, la composante cognitive se construit progressivement avec l'éducation. En se basant sur nos connaissances, nos intentions, nos croyances et nos émotions, nous sommes capables d'adopter la perspective d'autrui. Cette composante cognitive est essentielle pour notre santé mentale et sociale. Elle nécessite de prendre des informations sur nous-même et sur les autres.

Les activités physiques et sportives offrent de nombreuses occasions de développer notre empathie cognitive. Lorsque vous dansez la salsa, votre corps prélève une multitude d'informations sur vous-même et sur votre partenaire. A force de vous entraîner, vous êtes de plus en plus capable de ressentir ses mouvements et ses émotions. Omar Zanna a montré que la douleur liée à la pratique sportive était capable de stimuler l'empathie chez des mineurs délinquants[76].

Bien sûr, il existe dans notre quotidien une multitude de situations qui permettent de développer notre empathie : en famille, au travail ou avec ses amis. L'avantage des activités physiques et sportives, c'est qu'elles développent facilement de nombreuses sensations corporelles et émotionnelles.

Chapitre 11 : Activité physique et alimentation

Les différentes filières énergétiques

L'alimentation joue un rôle déterminant dans l'optimisation de l'activité physique. Que vous souhaitiez perdre du poids ou améliorer votre record au marathon, vous ne pouvez pas passer à côté de l'alimentation. Nous avons vu dans la première partie de ce livre les différentes recommandations alimentaires pour rester en bonne santé. Nous allons voir qu'il existe aussi des recommandations un peu plus spécifiques pour les différents types d'activités physiques et sportives.

En fonction du type d'activité et de l'intensité de celle-ci, notre organisme combine différentes filières pour produire de l'énergie. Il y a la filière aérobie, la filière anaérobie lactique et la filière anaérobie alactique. J'ai déjà commencé à vous parler de ces filières dans le chapitre 8 pour décrire le travail continu et le travail fractionné.

Pour produire de l'énergie sous forme d'ATP, nos cellules font appel aux mitochondries qui sont de véritables usines énergétiques. Les mitochondries ont la possibilité d'utiliser trois substrats : les glucides (sucres), les lipides (graisses) ou les protéines.

Quand vous réalisez un footing à allure modérée, vous utilisez principalement la filière aérobie. Dans ce cas, les mitochondries consomment l'oxygène pour oxyder les glucides, les lipides ou les protéines.

Plus votre allure est lente, plus vos mitochondries utilisent l'oxydation des lipides qui sont sous la forme de triglycérides. Vous brûlez plus de graisse. Plus vous augmentez votre allure et plus vos mitochondries favorisent l'oxydation des glucides. Vous brûlez donc plus de sucre.

Les réserves de protéines sont surtout utilisées dans des efforts de longue durée comme les marathons et les ultra-marathons. Dans ces cas, le corps utilise ses propres muscles comme substrat énergétique. Ici, je vais surtout vous parler des lipides et des glucides car ce sont les deux substrats énergétiques que nous utilisons le plus dans la majorité des activités cardio-pulmonaires.

Si notre corps regorge de réserves lipidiques, c'est moins le cas des glucides. En effet, pour les marathoniens, qui possèdent seulement 10 à 15% de graisse corporelle, la réserve énergétique équivaut environ à 30 000 kilocalories. Notre corps ne dispose pas d'autant de réserves glucidiques. C'est la raison pour laquelle l'alimentation est essentielle pour recharger nos réserves de glucides.

Pour constituer des réserves de glucides, le glucose se transforme en glycogène. Le glycogène est une forme complexe de glucose. Notre corps dispose de deux réserves de glycogène : le glycogène musculaire et le glycogène hépatique (foie). Le glycogène musculaire stocke globalement 70% du glucose apporté par l'alimentation. Le glycogène hépatique stocke 30% du glucose alimentaire. Notons par ailleurs que lorsque nous courons, nos muscles utilisent aussi le glucose qui circule dans notre sang.

Si vous réalisez un entraînement en HIIT (voir chapitre 9), votre corps va utiliser à la fois la filière aérobie et la filière anaérobie lactique. Dans le cas de la filière anaérobie lactique, les mitochondries métabolisent les glucides sans les oxyder. En contrepartie, elles produisent de l'acide lactique qui va perturber le fonctionnement de la contraction musculaire. C'est notamment l'accumulation de protons H+ qui augmente l'acidité des cellules musculaires. C'est cette augmentation de l'acidité musculaire qui génère de la fatigue.

Enfin, la troisième filière est la filière anaérobie alactique qui n'utilise ni l'oxygène, ni la production d'acide lactique. Cette filière est surtout utilisée pour les départs en sprint ou les mouvements d'haltérophilie.

Elle permet de libérer énormément d'énergie en peu de temps. Cette filière n'a pas besoin de glucide ou de lipide pour fonctionner. Elle utilise principalement la dégradation de la phosphocréatine pour produire de l'énergie. La phosphocréatine est présente en très petite quantité dans l'organisme.

Pour résumer, nous pouvons dire que notre corps combine un mélange de glucides et de lipides pour la majorité des activités physiques. Plus les activités sont modérées, plus le mélange est composé de graisse. Plus les activités sont intenses, plus le mélange est composé de sucre.

Activités cardio-pulmonaires et alimentation

Pour courir longtemps, le corps doit apprendre à utiliser les stocks de graisses et si possible le plus tôt possible pendant l'effort. Par ailleurs, il est essentiel d'adopter des stratégies qui permettent d'augmenter les réserves de glucides sous la forme de glycogène. Contrairement aux réserves de lipides, les réserves de glucides sont limitées.

Aux environs du 30ème kilomètre, le glucose sanguin et le glycogène musculaire chutent. C'est ce que l'on nomme le « *mur du marathon* ». Cela entraîne une fatigue qui empêche certains marathoniens débutants de finir leur marathon en courant. Chez les marathoniens experts, les muscles sont gorgés de glycogène, ce qui leur permet de finir l'épreuve en maintenant leur vitesse. Une réelle stratégie alimentaire est mise en place avant, pendant et après l'effort.

Généralement, une semaine avant l'épreuve, les athlètes augmentent leurs rations de glucides et de lipides, tout en diminuant les protéines. Ils évitent les aliments avec des index glycémiques élevés, ce qui provoquerait une augmentation inutile des réserves de graisse.

Au contraire, ils privilégient les aliments avec de faibles index glycémiques. Cela favorise le stockage du glycogène au sein des muscles et du foie.

Dans la première partie de ce livre, nous avons vu que les végétaux étaient des aliments avec de faibles IG. Il est donc tout à fait pertinent pour une sportive ou un sportif de privilégier les végétaux pour gorger les muscles et le foie de glycogène. Il est aussi intéressant de limiter les produits transformés pour limiter l'accumulation de graisse.

Si vous réalisez une épreuve physique inférieure à 1h30, votre corps dispose d'assez de glycogène pour tenir cette durée. Entre 1h30 et 4h d'effort, il est essentiel d'apporter des glucides car les stocks de glycogène diminuent progressivement. D'autre part, pour éviter la fonte musculaire, il est aussi important de consommer des protéines pendant l'effort.

Il existe de nombreuses solutions buvables qui permettent d'apporter des glucides et des protéines pendant l'effort. C'est bien le seul moment où les produits transformés sont recommandés, à condition de bien les doser. Au cours d'un marathon, le corps a besoin d'environ 50 grammes de glucides et de 20 grammes de protéines par heure.

A la fin d'un effort aussi long, il est nécessaire de

reconstituer les stocks de glycogène. Encore une fois, il est préférable de se diriger vers les aliments avec un faible IG car ils synthétisent mieux le glycogène. De plus, des aliments comme les légumes ont un intérêt puisqu'ils permettent de réduire l'acidité musculaire. Il est aussi recommandé de manger des protéines pour compenser la perte des protéines.

En conséquence, si vous pratiquez une activité cardio-pulmonaire pour réaliser un marathon ou simplement pour danser la zumba, vous avez tout intérêt à limiter les produits transformés et à privilégier les végétaux. De plus en plus de sportifs de haut niveau ont adopté ce principe. Certains sportifs vont même jusqu'à limiter le gluten pour éviter les troubles intestinaux.

Hydratation et sodium

Le docteur Fabrice Kuhn remet en question les connaissances populaires sur l'hydratation du sportif. Nous entendons souvent parler de l'importance de l'hydratation et de la consommation de sel pendant un effort pour rester performant.

Tout d'abord, il faut comprendre que l'estomac ne peut contenir qu'environ 1 litre d'eau et il se vide à une vitesse de 1 litre par heure. Plutôt que de se forcer à boire, il préférable d'écouter sa soif et de boire par petites gorgées. Combien de fois ai-je entendu qu'il fallait boire avant d'avoir soif ?

Lors d'un marathon, les coureurs perdent environ 1 litre d'eau par heure. A haut niveau, les athlètes boivent environ 50 centilitres d'eau par heure. En conséquence, à la fin de la course, ils ont une déshydratation moyenne de 3%. Cela ne les empêche pas de courir le marathon en moins de 2h10. La surhydratation n'améliore pas la performance. En effet, la surhydratation peut entraîner des troubles digestifs qui peuvent limiter la performance.

Quand on parle de l'hydratation du sportif, on entend souvent qu'il est important de rajouter du sel dans l'eau pour compenser les pertes de sodium dues à la transpiration. La perte de sodium provoquerait une perturbation du fonctionnement des muscles, pouvant entraîner les fameuses crampes.

Pour détruire ce mythe, Fabrice Kuhn nous rappelle qu'en réalité : « *la concentration en sodium dans la transpiration est 4 à 5 fois plus faible que dans le sang. Par conséquent, quand on transpire, notre teneur corporelle en eau diminue plus vite que notre teneur corporelle en sodium. Cela signifie que notre concentration sanguine en sodium augmente. Le seul intérêt de rajouter du sodium dans l'eau est d'accélérer la vidange de l'estomac et de limiter les ballonnements au cours de l'exercice* »[77].

Ainsi, si l'on boit trop d'eau au cours d'un effort long, on diminue automatiquement la concentration de sodium. Votre corps va alors contenir trop d'eau par rapport à la quantité de sodium. Il suffit d'une surhydratation de 2% pour provoquer l'apparition de crampes, de nausées ou de vomissements. Il est donc recommandé d'écouter sa soif et de limiter les apports de sodium pendant l'effort.

Musculation et alimentation

Dans l'univers de la musculation, l'alimentation est souvent un thème qui divise les pratiquants. Il existe tellement de théories qu'il devient difficile de savoir où se cachent les mythes et les vérités. En règle générale, les oppositions se concentrent sur la qualité, la quantité et le moment idéal pour consommer des protéines.

Pour commencer, il est important d'expliquer qu'au cours d'une séance de musculation, le muscle passe par une période de catabolisme. Cela signifie que pour résister aux forces exercées par les machines ou les haltères, les fibres musculaires se dégradent. A la fin de la séance de musculation, le muscle se reconstruit avec une phase anabolique. Le muscle prend alors plus de volume.

Il faut en général attendre plusieurs mois pour développer le volume musculaire. Chez un débutant, le gain de force est avant tout expliqué par une amélioration de la coordination ainsi que par une amélioration de l'innervation musculaire.

Pour accélérer la construction musculaire, l'anabolisme, de nombreux pratiquants augmentent leur consommation de protéines. Ils ont souvent recours à des compléments alimentaires protéinés.

Julien Venesson affirme qu'il est préférable de combiner les apports de protéines avec des apports de glucides[78]. Cela peut passer par l'ingestion d'un mélange d'hydrolysat de protéines (protéines prédigérées) avec de la maltodextrine (glucide à IG élevé). Ce type de mélange permet d'obtenir une balance anabolisme – catabolisme positive.

Si vous souhaitez consommer des protéines en poudre, je vous conseille de bien vérifier la qualité des protéines car les fabricants rajoutent beaucoup de sucre. Vous aurez ainsi l'impression de prendre du muscle alors que la majorité des gains viendront du stockage des sucres en graisses.

De nombreux débats existent en musculation pour savoir quel est le meilleur moment pour consommer des protéines. On entend souvent qu'il serait essentiel de manger des protéines dans les 30 minutes après l'entraînement. On appelle généralement cette période la fenêtre métabolique.

Sur ce thème, je trouve que le positionnement de Rudy

Coia est intéressant. Cet expert de la musculation nous explique qu'il est important de prendre en compte plusieurs paramètres. Selon lui, « *il faut effectivement manger autour de son entraînement, avant, pendant et surtout après pour récupérer le mieux possible. Ainsi, si vous pouvez manger rapidement un repas solide dans l'heure qui suit votre entraînement, il n'y a aucun intérêt à prendre un shaker de whey juste après* »[79].

Après avoir lu ma première partie sur l'alimentation, vous imaginez bien que je ne recommande pas forcément l'ingestion de protéines en poudre. Les protéines en poudre restent des aliments ayant subi une ultra-transformation. Il vaut mieux privilégier des protéines végétales ou animales brutes. Les protéines animales ne sont pas obligatoires, il existe des culturistes végétaliens.

D'autre part, nous reviendrons dans le chapitre 12 sur les normes sociales liées à l'apparence physique. Nous verrons que les stéréotypes liés à la beauté corporelle incitent de nombreuses personnes à consommer toujours plus de protéines.

Nous avons vu dans le chapitre 9 que la musculation permettait de limiter la fonte musculaire (sarcopénie). Je rappelle que l'objectif de ce livre est la santé et la longévité. Je ne souhaite pas vous apprendre les méthodes des culturistes. L'objectif de la musculation « *santé* » est de maintenir sa masse osseuse et sa masse musculaire. Une alimentation à base de végétaux et de protéines brutes est largement suffisante. Ne vous sentez pas obligé de consommer des protéines transformées, surtout si votre objectif est de rester en bonne santé.

Chapitre 12 : Prendre du recul sur l'activité physique

Faire du sport ne fait pas forcément maigrir

Même si les scientifiques ne sont pas tous d'accord, plusieurs affirment que l'activité physique seule ne fait pas perdre de poids. C'est le cas du chercheur Jackson qui a montré qu'un programme de 8 semaines de circuit training n'entraînait pas de perte de poids significative[80]. D'autre part, une méta-analyse a prouvé qu'un exercice modéré entraînait une perte de poids de seulement 1 kilo et un exercice soutenu une perte de 1,6 kilos[81].

Dans la plupart des protocoles scientifiques où l'on observe une perte de poids, l'activité physique est associée à un régime alimentaire adapté. Ainsi, il est impossible de savoir dans ce type d'études si la perte de poids est liée à l'activité physique ou au changement de style alimentaire. Quand l'activité physique est associée à un style alimentaire équilibré, on constate souvent une perte de poids.

Pour comprendre ce phénomène, il est essentiel de différencier les calories « *pleines* » des calories « *vides* ». C'est notamment le journaliste scientifique américain Garry Taubes qui a popularisé cette différenciation[82]. Selon lui, toutes les calories ne se valent pas. Les aliments avec des calories « *pleines* » sont caractérisés par une haute concentration en éléments nutritifs (vitamines, minéraux, fibres). Les aliments avec des calories « *vides* » sont dépourvus d'éléments nutritifs. Ils sont souvent riches en sucre, en sel et en graisse saturée.

Lorsque que vous courez 4 kilomètres, vous dépensez

environ 230 Kcal. Cela représente l'énergie contenue dans un petit paquet de M&M's. On retrouve la même quantité de calories dans deux boîtes de conserve de haricots verts. Pourtant, quand vous consommez un paquet de M&M's, les 230 Kcal de ce paquet ne sont pas du tout utilisées de la même manière que les 230 Kcal de haricots verts.

Les 230 Kcal de M&M's sont essentiellement composées de sucre. Après leur ingestion, elles seront métabolisées en graisse au sein des cellules graisseuses. A l'inverse, les 230 Kcal de haricots verts sont composées de vitamines, de minéraux et de fibres. Après leur ingestion, elles seront métabolisées au sein des muscles pour produire de l'énergie et permettre la contraction musculaire. On voit donc qu'il est important de prendre du recul sur les calories. On ne peut pas parler de quantité sans parler de qualité.

Il y a tout de même une limite quand j'affirme que l'activité physique ne fait pas maigrir. En effet, l'activité physique permet de perdre de la masse grasse indirectement. Lorsque vous faites de la musculation ou des sports qui sollicitent beaucoup la force musculaire, vos muscles se restructurent en devenant un peu plus gros. En prenant du muscle, votre métabolisme de base augmente. Cela signifie que votre dépense énergétique au repos augmente.

La musculation n'est pas la seule activité qui augmente le métabolisme de base. Les activités cardio-pulmonaires augmentent aussi le nombre de mitochondries. Je vous rappelle que les mitochondries sont les petites structures au sein de nos cellules qui nous permettent de produire de l'énergie. En plus d'être plus nombreuses, elles deviennent plus performantes pour produire de l'énergie. Vos cellules sont donc plus efficientes pour brûler le surplus de graisse de votre corps.

On peut dire que l'activité physique contribue indirectement et non pas directement à la perte de masse grasse.

Sur la balance, cela ne se voit pas forcément. La perte de masse grasse est accompagnée d'une prise de muscle.

Comme les cellules musculaires sont plus lourdes que les cellules graisseuses, votre poids augmente parfois après plusieurs mois d'entraînement. Le médecin Robert Lustig affirme que « *l'alimentation concerne notre poids, l'activité physique notre santé* »[83]. Même si nous avons vu que l'activité physique isolée ne faisait pas directement maigrir, il ne faut pas oublier tout ce qu'elle apporte à notre santé. Je vous rappelle que l'activité physique est un excellent moyen de prévenir les maladies cardio-vasculaires, le cancer, le diabète de type 2 ainsi que les maladies neurodégénératives.

La dictature de la beauté et de la santé

Dans notre société, la beauté est devenue un marqueur social de réussite et de richesse. Cela n'est pas nouveau puisque les Grecs organisaient déjà des concours de beauté dans l'Antiquité. En fonction des époques, la perception de la beauté corporelle a beaucoup évolué. Pour l'historien Georges Vigarello, « *rien n'est plus culturel que la beauté physique* »[84].

Par exemple, jusqu'aux années 1950, la maigreur n'était pas encore associée à la beauté. Les femmes un peu rondes étaient considérées comme plus attractives que les femmes minces[85]. Ce modèle de beauté corporelle existe encore aujourd'hui chez les Matsigenkas, une petite tribu indigène située au sud-est du Pérou[86].

Après la seconde guerre mondiale, de nouveaux modèles corporels apparaissent dans les magazines, au cinéma et à la télévision. Arnold Schwarzenegger popularise le culturisme dans les années 1970 en Californie. En parallèle Jane Fonda devient l'ambassadrice du fitness avec le développement de l'aérobic.

Grâce au pouvoir de la télévision et du cinéma, de nombreuses personnes s'identifient à ces nouveaux modèles corporels. Le sociologue Jean François Amadieu a montré que notre regard sur la beauté s'est uniformisé[87]. En s'appuyant sur une multitude d'études scientifiques, ce chercheur révèle que nous évaluons la beauté des visages et des corps avec une grande homogénéité.

La mondialisation a contribué à valoriser certains critères de beauté. Le dictat corporel masculin incite globalement les hommes à prendre un peu de volume musculaire, surtout au niveau du torse et des bras. Le dictat corporel féminin, lui, incite les femmes à devenir minces, galbées et toniques.

Pour les deux sexes, on retrouve une norme corporelle commune concernant le surpoids et l'obésité. En effet, les personnes en surpoids ou obèses sont stigmatisées dans notre société. Nous assistons à une véritable diabolisation de la graisse. La graisse est associée à la paresse et à la gloutonnerie. Une personne en surpoids est souvent considérée comme une personne qui ne prend pas soin d'elle.

Cette dictature corporelle a favorisé le développement des salles de remise en forme à partir des années 1980. Depuis 40 ans, ce phénomène n'est toujours pas à bout de souffle. En Europe, le marché du fitness a représenté 26,6 milliards d'euros en 2017[88]. Le fitness est devenu l'activité physique la plus pratiquée en Europe.

Bien sûr, les personnes ne fréquentent pas uniquement les salles de remise en forme pour répondre aux normes corporelles. De nombreux adhérents y vont pour améliorer leur santé. Les activités pratiquées en salle de remise en forme sont bénéfiques pour vivre plus longtemps en bonne santé.

Cependant, insidieusement, elles participent aussi à la

construction d'une nouvelle norme sur la santé, un nouvel impératif moral. André Spicer et Carl Cederström parlent de « *syndrome du bien-être* »[89]. A force de rechercher absolument la bonne santé, certains pratiquants se replient sur eux-mêmes.

Les années 2010 ont vu l'arrivée de nouvelles applications qui permettent de mesurer le nombre de pas, le nombre de calories ingérées et dépensées, la fréquence cardiaque ou le temps de sommeil. Bien que ces applications soient séduisantes, elles peuvent aussi provoquer du stress et un sentiment de culpabilité. J'appelle cela l'effet « *marche ou crève* ». Homo Sapiens est devenu une sorte de robot qui doit réaliser ses 10 000 pas par jour au risque de mourir dans son canapé.

Vous allez sans doute trouver que je suis en contradiction avec ce que j'ai dit aux chapitres précédents. En écrivant ce livre, je sais très bien que je contribue malheureusement à enrichir ce nouvel impératif moral lié à la santé. Mon ambition est double : je souhaite à la fois vous apporter des connaissances sur la santé préventive mais je désire aussi vous montrer qu'il est nécessaire de prendre du recul sur ces connaissances.

Les recommandations nationales et internationales sur la santé reposent en majorité sur les sciences dites dures comme la biochimie, la microbiologie ou la physiopathologie. La plupart des ouvrages sur la santé ne prennent quasiment jamais en compte les connaissances en sociologie, en psychologie ou les connaissances historiques. Je considère qu'il est essentiel de croiser les différentes disciplines scientifiques pour mieux appréhender les recommandations sur la santé. Pourquoi vivre jusqu'à 100 ans si c'est pour passer son temps à compter le nombre de pas et le nombre de calories ingérées ?

Les traumatismes liés à l'activité physique

Lorsqu'on parle de l'activité physique et du sport, on met plus en avant leurs avantages que leurs inconvénients. Nous avons vu que l'activité physique permettait de prévenir un grand nombre de maladies. Ainsi, on ne peut plus nier le fait que l'activité physique exerce un rôle sur notre bien-être physique, mental et social.

Cependant, il existe de nombreux cas où l'activité physique n'est pas forcément bénéfique pour la santé. Chaque année, de nombreux pratiquants se blessent en faisant du sport. Parmi les blessures les plus répandues, on retrouve les entorses, les lésions musculaires, les tendinopathies, les contusions, les élongations, les déchirures musculaires ou encore les fractures.

Les blessures sont souvent provoquées par un échauffement non adapté voire une absence d'échauffement. L'échauffement doit être réalisé en fonction du niveau du pratiquant et du type de pratique. Un athlète de haut niveau ne s'échauffe pas de la même manière qu'un sédentaire qui reprend le sport.

Par exemple, un échauffement général de cinq minutes pour un joggeur occasionnel peut être suffisant mais est probablement inadapté pour un fondeur d'élite. On peut expliquer cela par la différence qui existe au niveau de la thermorégulation. La thermorégulation représente la capacité de l'organisme à maintenir la température centrale constante malgré les variations de la température ambiante.

Les athlètes ont un système thermorégulateur qui leur permet de réagir de manière plus efficace à l'augmentation de la température interne. Ainsi, ces derniers nécessitent un échauffement plus long et plus intensif pour obtenir une élévation optimale de la température interne. Pour eux, l'échauffement peut facilement aller jusqu'à vingt minutes.

Dans la majorité des cas, l'intensité de l'échauffement doit se situer entre 40% et 60% du VO2max[90]. Cependant, dans la pratique sportive, la mesure du pourcentage de la VO2max est parfois difficilement réalisable. Une légère transpiration sans fatigue peut être un bon indicateur pour savoir si l'échauffement est bien réalisé[91].

Grâce à l'échauffement, les tendons, les ligaments et les tissus conjonctifs deviennent plus souples. Ainsi, l'augmentation de la température permet d'augmenter les degrés articulaires. C'est par ce processus que l'échauffement permet de mieux prévenir les blessures musculaires. Pour limiter les blessures, il est aussi essentiel de gagner de la souplesse grâce aux étirements. Au niveau scientifique, il existe de grandes controverses sur le moment de placer les étirements, le type d'étirements et la durée des étirements.

Il existe trois catégories d'étirements : les étirements dynamiques, les étirements statiques et les étirements de type PNF (prioceptive neuromuscular facilitation) qui combinent étirement, contraction et relâchement musculaire. En règle générale, on recommande d'éviter les étirements passifs avant la pratique physique et de privilégier les étirements dynamiques qui sont plus brefs.

Plusieurs coachs sportifs préfèrent placer les étirements statiques en dehors des entraînements. Ils réalisent des séances de stretching dédiées à l'augmentation de la souplesse. Des scientifiques ont montré que les étirements de type PNF étaient les étirements les plus efficaces pour augmenter la souplesse[92]. Cependant d'autres chercheurs affirment que les étirements passifs restent intéressants quand les sujets sont peu entraînés[93]. Au-delà de l'activité physique, l'entretien de la souplesse est une composante essentielle de la santé physique. En effet, la souplesse permet de maintenir une grande mobilité articulaire et donc un plus grand niveau d'autonomie dans la vie quotidienne. Le yoga est une pratique très intéressante pour développer l'équilibre, la tonicité mais aussi la souplesse.

Le dopage

Chaque année, environ 8 millions de sportifs amateurs et professionnels se dopent régulièrement dans le monde[94]. Depuis la nuit des temps, les femmes et les hommes ont eu recours à certaines substances pour augmenter leurs capacités physiques ou mentales. Parmi les substances les plus connues, on retrouve l'éphédrine, l'opium, la cocaïne, le ginseng ou encore le chanvre.

A partir des Jeux olympiques nazis de 1936, on voit l'apparition des amphétamines. Les années 1960 sont marquées par l'essor des conduites dopantes. Dans le monde du travail, on n'hésite pas à recourir aux substances psychoaffectives pour être plus productif.

Dans le monde sportif, les stéroïdes anabolisants permettent de prendre plus de muscle et donc plus de puissance. Les scandales sportifs s'accumulent progressivement. La RDA dope près de 10 000 sportifs entre 1970 et 1989. Le cycliste Tom Simpson meurt en 1967 au mont Ventoux lors de la 13ème étape du tour de France. Il n'avait que 36 ans.

Depuis les années 1990, on assiste à une explosion des produits dopants avec l'érythropoïétine (EPO), les hormones de croissance et tous les produits de synthèse. En 2012, après avoir été reconnu coupable de dopage, Lance Armstrong, septuple vainqueur du Tour de France entre 1999 et 2005, est déchu de tous ses titres.

La quête de la productivité au travail et de la performance sportive pousse de nombreuses personnes à se doper. Malheureusement, le dopage entraîne des effets néfastes sur la santé : accidents cardiaques et circulatoires, insuffisances rénales et hépatiques, cancers, impuissance, stérilité ou troubles psychologiques. Lors du chapitre 8, nous avons vu que les sportifs de haut niveau pouvaient gagner environ 7 ans d'espérance de vie par rapport à la moyenne. Ce résultat assez impressionnant ne doit pas nous faire oublier le nombre de sportifs morts prématurément à cause du dopage.

Chaque année, 800 sportifs français décèdent par mort subite[95]. Huit fois sur dix, on ne trouve pas d'explication. Toutefois, les scientifiques remarquent que le nombre de morts subites liées au sport augmente depuis plusieurs années. L'académie de médecine redoute que cette augmentation ne s'explique par le dopage. Il y aurait 5 à 15% de sportifs adultes amateurs qui auraient recours au dopage.

Il ne faut pas oublier que le dopage ne concerne pas uniquement le monde du sport. Le besoin de productivité des entreprises pousse les employés à se doper. Le substances les plus utilisées sont les psychotropes : médicaments, alcool, tabac, cannabis, cocaïne… Ces substances sont utilisées pour mieux résister à la fatigue, mieux dormir ou mieux récupérer.

Les Français sont très concernés par le dopage au travail. Nous sommes les plus grands consommateurs de psychotropes au monde. Selon l'Agence nationale pour la sécurité du médicament et des produits de santé (ANSM), 740 millions de boîtes d'analgésiques et 164 millions de boîtes de psycholeptiques ont été vendues en 2013 en France[96]. Nous allons voir dans la 3ème partie de ce livre que cette surconsommation de psychotropes est aussi à mettre en lien avec l'augmentation du stress chronique.

Partie 3 : Le rôle de la gestion du stress et des liens sociaux

Comment devenir un centenaire en bonne santé ?

Chapitre 13 : Nous sommes de plus en plus stressés et isolés

Influence des mutations du travail sur notre santé

Dans les deux premières parties de ce livre, nous avons vu à quel point l'alimentation et l'activité physique représentaient deux piliers essentiels de la santé et de la longévité. Dans cette troisième partie, nous allons voir que le stress chronique et les liens sociaux influencent aussi fortement la santé et la longévité.

Le stress chronique n'est pas apparu par hasard dans notre histoire. Il est à situer au sein d'un contexte économique, social et politique. Le stress de nos ancêtres du Paléolithique n'a absolument rien à voir avec le stress de notre société hypermoderne.

Pour comprendre comment le stress chronique s'est développé, il est nécessaire de réaliser une brève histoire de l'économie. Avec la découverte de l'Amérique en 1492, le commerce triangulaire développe les prémices de la mondialisation. L'Europe fait envoyer des esclaves africains en Amérique pour cultiver et exporter du sucre, du tabac et du café en Europe.

Au 18ème siècle, Adam Smith, considéré comme le « *père du capitalisme* » met en avant la notion d'intérêt personnel[97]. L'économie serait régie par un certain égoïsme. Le commerce s'internationalise progressivement au cours des siècles. Les révolutions industrielles intensifient les productions. L'économiste David Ricardo affirme au 19ème siècle que les bouleversements sociaux engendrés par le tsunami économique représentent le prix à payer pour améliorer le sort de tous. Au cours du même siècle, Karl Marx apportera une vision très critique à cette analyse. Le capitalisme est perçu comme une « *immense accumulation de marchandises* » qui se concentre au sein des institutions financières[98].

Au 20ème siècle, on assiste à l'affrontement de deux économistes célèbres, Hayek et Keynes. Les deux hommes présentent des idées différentes pour sortir de la dépression des années 1930. Hayek est partisan du libéralisme et de l'ouverture des marchés alors que Keynes est plus animé par les préoccupations sociales des règles économiques.

Aujourd'hui, le 21ème siècle est toujours partagé entre les systèmes économiques ultra-libéraux et les systèmes orientés vers la diminution des inégalités sociales. Quoi qu'il en soit, la progressive libéralisation des marchés a fait émerger une nouvelle idéologie : la recherche absolue de la productivité et de la croissance. Cette nouvelle idéologie mondiale a entraîné plusieurs conséquences sur notre santé physique, mentale et sociale.

Au cours du 20ème et du 21ème siècle, le secteur du service dans les pays occidentaux a progressivement gagné du terrain par rapport à l'agriculture et à l'industrie. Nous ne travaillons plus debout mais assis. Nous ne travaillons plus en groupe mais isolés dans des bureaux. Les actionnaires et les managers veulent faire du chiffre et mettent tout en œuvre pour être plus rentables que les années précédentes. Même si je caricature un peu le monde du travail néo-libéral, je souhaite vous montrer que nous ne travaillons plus du tout de la même manière que nos ancêtres. Je ne dis pas que c'était mieux avant. Je n'oublie pas les famines, les guerres et les épidémies. Cependant, je ne pense pas que notre manière de travailler est adaptée à notre santé physique, mentale et sociale.

Nous avons vu dans le chapitre 7 que le fait de rester assis contribuait directement à l'augmentation de la sédentarité et de toutes les maladies associées à celle-ci. La modernisation du travail n'a pas créé uniquement le problème de la sédentarité. Le 21ème siècle a révélé les limites de ce modèle avec l'augmentation des maladies liées au stress chronique.

Stress et burn-out

En France, nous avons une expression populaire qui affirme que « *le travail, c'est la santé* ». Pourtant, lorsque nous regardons de plus près la santé des salariés, nous constatons rapidement les limites de cette expression. Les risques psychosociaux sont plus nombreux dans le monde du travail.

Parmi les symptômes les plus connus, on retrouve le stress, les troubles de la concentration, les troubles du sommeil, l'irritabilité, la nervosité, la fatigue ou encore les palpitations. Ces symptômes sont causés par les mutations du monde du travail.

Les tâches demandées sont plus complexes et plus intenses. Les salariés doivent être capables de s'adapter en permanence au marché. Les rapports sociaux entre les collègues se dégradent. Certains salariés subissent des harcèlements moraux de la part de leur manager.

En 2016, la Dares a réalisé une étude qui a permis de mieux prendre conscience des risques psychosociaux au travail[99]. Selon cette étude, 47% des actifs estiment qu'ils doivent « *toujours* » ou « *souvent* » se dépêcher dans leur travail. Au moins 64% des actifs déclarent être soumis à un travail intense ou subir des pressions temporelles. Enfin, 31% déclarent devoir cacher ou maîtriser leurs émotions.

Le problème des risques psychosociaux, c'est qu'ils peuvent entraîner des pathologies. Parmi les pathologies les plus récurrentes, il y a le stress chronique, l'anxiété, la dépression et l'épuisement professionnel (le fameux burn-out). Dans certains cas, ces pathologies peuvent conduire jusqu'au suicide.

Dans le chapitre 10, nous avons vu qu'il était important de différencier le stress aigu et le stress chronique. L'activité physique est un stress aigu qui est bénéfique pour l'organisme. Le cortisol est libéré ponctuellement, ce qui est positif pour la santé des organes. Le cortisol est dangereux lorsqu'il est libéré chroniquement. Quand un salarié subit une pression quotidienne, son corps produit continuellement du cortisol. Il rentre alors dans un état de stress chronique.

Depuis les années 2000, le burn-out fait partie du langage courant. Le burn-out n'est pas une maladie reconnue officiellement. On parle plutôt du syndrome d'épuisement professionnel. Cet épuisement physique et mental résulte d'un investissement prolongé dans des situations de travail exigeantes sur le plan émotionnel.

Pour le Dr Jean-Yves Dubré, ancien médecin du travail, « *ces questions sur l'impact du travail sur les salariés existent depuis toujours : la fatigue et l'épuisement des travailleurs sont très bien décrits dans les romans d'Emile Zola au 19ème siècle [...] Aujourd'hui, le salarié est seul face aux difficultés. La réponse aux problèmes devient individuelle et s'exprime à travers la santé plutôt que dans la solution collective : la lutte. Maintenant, les salariés sont tenus de s'investir corps et âme au travail, et une compétition se crée entre les salariés dans une ambiance qui casse les solidarités* »[100].

Il existe une multitude de statuts professionnels : salarié, libéral, travailleur indépendant, travailleur intermittent, intérimaire, commerçant, artisan, exploitant agricole... En fonction des pays, cette diversification des statuts n'est pas toujours accompagnée d'une protection sociale. En cas de pathologie, la personne active n'est pas assurée de recevoir une compensation financière lui permettant de se nourrir, de se loger et de se soigner convenablement. On voit donc à quel point il est essentiel de prendre en compte le contexte social pour parler de la santé.

L'affaiblissement des liens sociaux

Dans l'introduction de ce livre, je vous ai parlé des « *blue zones* » où étaient situées les plus fortes concentrations de centenaires. Dans ces zones, le style de vie exerce des influences très positives sur la santé. L'alimentation et l'activité physique sont des piliers essentiels des « *blue zones* ».

Cependant, ces deux facteurs ne sont pas les seuls à expliquer une telle longévité en bonne santé. Le niveau de stress et la qualité des liens sociaux sont aussi déterminants. Les « *blue zones* » sont caractérisées par un faible niveau de stress et par une grande richesse des liens familiaux et sociaux.

A Okinawa, la fameuse île japonaise des super-centenaires, les échanges entre amis, voisins et membres d'une même famille sont quotidiens. Les habitants des villages n'hésitent pas à s'entraider et à partager beaucoup de moments ensemble. Les personnes âgées restent professionnellement actives et le concept de retraite est quasiment absent dans le langage courant.

En Amérique du nord et en Europe, les liens sociaux sont loin de ressembler au modèle d'Okinawa. Dans les pays occidentaux, les individus sont plus autonomes et plus indépendants. Cette augmentation de l'autonomie est corrélée avec un affaiblissement des liens sociaux[101].

Il faut bien prendre conscience que cet affaiblissement des liens sociaux n'est pas arrivé d'un coup. Il s'est installé progressivement au sein des sociétés modernes. L'institution familiale s'est déstabilisée. Adieu les grandes familles où les générations s'entrecroisaient au sein d'un même village, voire d'une même maison.

L'institution familiale est surtout représentée aujourd'hui par un cercle rétréci avec un ou deux parents et un ou plusieurs enfants. Le sociologue Yves Cusset révèle que le nombre de divorces a explosé depuis 60 ans[102]. En France, il y avait 9,6 divorces pour 100 mariages en 1960. En 2001, ce chiffre a été multiplié par 4 avec 37 divorces pour 100 mariages.

Selon Yves Cusset, les séparations peuvent entraîner certaines conséquences sur les liens sociaux : « *elles signifient pour bien des hommes, qui n'obtiennent pas la garde des enfants, une altération significative du lien qu'ils peuvent entretenir avec leurs enfants. Quant aux femmes, les séparations accroissent significativement leur risque d'isolement relationnel* ».

Bien sûr, je ne souhaite pas montrer que le divorce est à éviter. Il permet à de nombreuses personnes de ne pas rester malheureuses dans leur couple. Cependant, les mutations familiales engendrent parfois des conséquences sur les liens sociaux. Yves Cusset précise que : « *de tous les types de ménages, ce sont les personnes veuves vivant seules qui non seulement sont les plus isolées, mais qui sont aussi les plus sensibles au sentiment de solitude* ».

Mise à part la famille, les sociologues montrent que la vie solitaire augmente progressivement[103]. En 2004, 14% des Français vivaient seuls, contre 6,1% en 1962. Le célibat n'est pas synonyme d'absence de vie sociale, bien au contraire.

En effet, certains célibataires ont une vie sociale très riche. Il est donc nécessaire de différencier célibat et isolement. Même si l'isolement n'explique pas tout, la prévalence de la dépression ne cesse d'augmenter depuis les années 1980. De nombreux facteurs sont à l'origine de cette augmentation. Pour le sociologue Alain Ehremberg, la dépression est passée de la culpabilité à la responsabilité[104]. C'est notamment l'augmentation de l'autonomie qui a fait émerger plus de responsabilités.

Ainsi, nous avons gagné plus de liberté et plus d'autonomie. Le revers de la médaille, c'est que nous devons faire face à plus de responsabilités individuelles. La déstabilisation de l'institution familiale a entraîné l'isolement de nombreuses personnes. L'augmentation de la dépression et de l'isolement social affectent directement notre santé mentale et sociale.

Comment devenir un centenaire en bonne santé ?

Chapitre 14 : Les techniques mentales pour gérer son stress

La méditation

Il existe de nombreuses catégories de méditation : pleine conscience, vipassana, zazen, tibétaine ou transcendentale. Parmi toutes ces catégories, la méditation pleine conscience laïque remporte un réel engouement en Occident.

De nombreuses études scientifiques démontrent les intérêts physiologiques de la méditation. Aux Etats-Unis, c'est le professeur de médecine Jon Kabat-Zinn qui a popularisé la méditation pleine conscience. Ce professeur a conçu le programme MBSR (Mindfulness Based Stress Reduction program), une méthode qui intègre des éléments de thérapie cognitive basée sur la pleine conscience.

Ce programme inclut 30 minutes de pleine conscience par jour pendant huit semaines. Il permet de baisser la tension artérielle chez les sujets hypertendus. Il permet de traiter les troubles de l'anxiété et la dépression. Le programme MBSR contribue aussi à la diminution des douleurs chroniques ainsi qu'à la diminution des maladies de la peau comme le psoriasis. Il existe aujourd'hui 700 hôpitaux à travers le monde qui utilisent cette technique.

Gaëlle Desbordes, chercheuse en neurosciences à Boston s'est intéressée aux effets de la méditation sur l'amygdale, une structure impliquée dans certains troubles de l'anxiété, de la peur, de l'angoisse et de la dépression[105]. Dans un état dépressif, l'amygdale reste active plus longtemps lorsqu'on rumine.

Avec huit semaines de méditation, l'amygdale s'active moins chez les sujets sains et permet aux patients de moins ruminer.

Grâce à la méditation, on oriente volontairement la neuroplasticité. C'est une forme d'entraînement mental. La méditation permet de réduire le stress grâce à un meilleur contrôle de la sécrétion de cortisol. La méditation réduit aussi les facteurs responsables des maladies inflammatoires comme le diabète, l'arthrose ou la maladie d'Alzheimer.

En introduction, nous avons vu qu'Elisabeth Blackburn avait reçu un prix Nobel de médecine pour ses découvertes sur la télomérase. Je vous rappelle que la télomérase est l'enzyme qui permet de reconstruire les télomères, les fameux bouchons antivieillissement de nos chromosomes. Elissa Epel et Elisabeth Blackburn sont arrivées à démontrer avec un programme de méditation que l'on pouvait augmenter l'activité de la télomérase de 30%[106]. Il est donc possible de ralentir le vieillissement des cellules grâce à la pratique régulière de la méditation.

Les chercheurs de l'Inserm de l'Université de Caen ont montré en 2017 que les séniors qui méditent intensément ralentissent la réduction du volume cérébral et du métabolisme[107]. Pour confirmer ce résultat, l'Europe mène actuellement un grand projet de recherche sur le vieillissement. Ce projet, appelé Silver Santé Study, vise à identifier les facteurs déterminants de la santé mentale et du bien-être des séniors. Les participants à cette étude réalisent différents ateliers comme l'apprentissage d'une langue étrangère ou la pratique régulière de la méditation.

Au-delà de ses nombreux bénéfices, la méditation a permis de remettre en avant l'importance de notre sensorialité. La médecine occidentale s'est progressivement technicisée en oubliant parfois de réintroduire toutes les dimensions de notre corps. Le célèbre psychiatre Christophe André, qui a popularisé la méditation en France, parle d'un retour de la médecine humaniste[108].

L'hypnose et l'autohypnose

La méditation n'est pas la seule technique mentale utilisée dans le domaine médical. Dès le 18ème siècle, Franz Anton Mesmer soigne ses patients avec des séances de baquet où il se sert du « *magnétisme animal* ». Au 19ème siècle, James Braid, chirurgien écossais, découvre que la fixation prolongée d'un point plonge le sujet dans un état de sommeil spécial qu'il nomme « *sommeil nerveux* » puis « *hypnotisme* ».

Au cours du 19ème siècle, l'hypnose se développe avec l'opposition de deux grandes écoles, l'Ecole de Nancy et celle de la Salpêtrière à Paris. Les médecins de l'Ecole de Nancy mettent en avant l'importance de la suggestion pour soigner les personnes malades. A cette époque, les suggestions sont encore très directes. Même s'il n'utilisera pas l'hypnose dans sa méthode, Freud a été formé par les médecins de l'Ecole de Nancy.

Au 20ème siècle, c'est le médecin américain Milton Erickson qui va populariser l'hypnose ericksonnienne. L'hypnose ericksonnienne est une méthode plus indirecte et plus personnalisée[109]. Ce n'est plus une relation d'autorité dans laquelle le thérapeute « *délivre* » la suggestion thérapeutique comme on donne des ordres mais une relation interactive invitant le patient à mobiliser ses propres ressources.

En France, François Roustang et Jean-Marc Benhaiem mettent en place en 2001 le premier diplôme universitaire d'hypnose médicale. De plus en plus de professionnels de la santé se forment à l'hypnose médicale. L'hypnose médicale est accessible à tous les professionnels de santé qui souhaitent rajouter cette technique dans leur pratique.

Il est essentiel de différencier l'hypnose thérapeutique et l'hypnose de spectacle. L'hypnose de spectacle est une hypnose qui utilise des suggestions directes. Elle utilise les phénomènes de catalepsies (rigidité musculaire), d'amnésies et d'hallucinations.

A l'inverse, l'hypnose thérapeutique utilise principalement des suggestions indirectes en s'appuyant sur les ressources du patient. Le philosophe et thérapeute François Roustang propose une classification des différents états de veille[110]. Lorsque nous utilisons notre conscience et notre volonté, nous utilisons l'état de veille restreinte. Lorsque nous ouvrons notre sensorialité, nous passons dans un état de veille généralisée. Nous utilisons aussi cet état lorsque nous méditons.

L'hypnose est considérée par François Roustang comme un état de veille paradoxale : « *c'est un état de vigilance accrue capable de prendre en compte la totalité des paramètres de l'existence, sorte de vigilance généralisée qui englobe et dépasse la vigilance restreinte, celle que nous connaissons dans la vie quotidienne. La finalité de l'hypnose est le passage de la cognition à la sensorialité, pour favoriser une modification perceptive en vue d'un changement thérapeutique* ».

Dans notre société, nous souhaitons tout contrôler, ce qui entraîne souvent une certaine anxiété quand les choses ne se passent pas comme prévu. Grâce à l'hypnose, nous pouvons apprendre à lâcher prise. François Roustang met en avant l'état de disposition, qui permet de faire le lien entre la veille restreinte et la veille généralisée. Nos croyances et nos ruminations nous empêchent souvent de ressentir le monde.

Pour introduire à la disposition, François Roustang utilise parfois ce type de formules : « *Vous êtes là pour rien, même pas pour être bien, mais pour ne rien vouloir, pour vouloir ne rien vouloir, pour déblayer le terrain, pour faire le vide. Le jour où vous réussirez à vraiment perdre le temps, votre temps, par une infinie négligence, vous aurez gagné la vie* ».

Il est aujourd'hui possible de réaliser des séances d'hypnose avec des médecins spécialisés formés à l'hypnose. Les médecins ne sont pas les seuls professionnels qui utilisent cette méthode. Les hypnothérapeutes sont formés dans divers centres comme l'ARCHE (Académie de Recherche en Hypnose Ericksonienne) ou l'IFHE (Institut Français d'Hypnose Humaniste et Ericksonienne).

Ces formations mettent aussi en avant la pratique de l'autohypnose. Dans le cadre de l'autohypnose, ce n'est plus le thérapeute qui propose des suggestions mais le pratiquant lui-même. Il est ainsi possible de rentrer seul en état d'hypnose grâce à des autosuggestions. Personnellement, je pratique l'autohypnose depuis 2007. Cette méthode m'a appris à gérer de nombreuses situations dans la vie.

Je vous recommande les travaux de Kevin Finel[111], sans doute le plus grand spécialiste de l'hypnose en France. Il réalise des cabinets publics très pédagogiques. Pour aller plus loin, n'hésitez pas à consulter le site de l'ARCHE ainsi que leur chaîne Youtube.

PNL, sophrologie, EMDR, EFT et cohérence cardiaque

La méditation et l'hypnose ont été très médiatisées depuis le début des années 2010. Cependant, il existe aussi d'autres techniques mentales. L'hypnose éricksonnienne a fortement inspiré les créateurs de la PNL : programmation neuro linguistique.

Au cours des années 1970, Richard Bandler et John Grinder

vont synthétiser les meilleures techniques des thérapeutes célèbres pour en faire une méthode. La PNL utilise beaucoup la métaphore, comme si le cerveau était un ordinateur dont on pouvait changer les programmes.

Malgré son succès, certains détracteurs critiquent souvent la PNL pour son excès de méthodes, de protocoles qui la rendent assez directive par rapport à l'esprit de l'hypnose. Lors des formations en hypnose, on invite rapidement les praticiens à apprendre à désapprendre pour partir des représentations du patient.

Les années 1970 marquent aussi l'arrivée de la sophrologie. C'est Caycedo, neuropsychiatre, qui remplace le terme hypnose par sophrologie. Il considère que le mot hypnose est trop connoté « *sommeil* » alors qu'on ne dort pas sous hypnose. D'autre part, l'hypnose à cette époque faisait trop peur aux gens.

Il y a beaucoup de points communs entre l'hypnose et la sophrologie : induction, lâcher prise et imagination. Cependant, la sophrologie est plus orientée sur la respiration et le relâchement musculaire alors que l'hypnose ne cherche pas forcément l'état de relâchement.

En 1987, Francine Shapiro, psychologue américaine, a trouvé un moyen de retraiter des évènements traumatisants : l'EMDR (Eye Movement Desentitization and Reprocessing). Cette technique utilise des stimulations bilatérales visuelles, tactiles ou sonores. Grâce à ces stimulations latérales, notre cerveau serait capable de recoder positivement les souvenirs traumatisants.

De nombreuses études scientifiques ont mis en avant l'efficacité de l'EMDR pour réduire les symptômes liés au stress post-traumatique. Cette technique est très utilisée dans le cadre des traumatismes de guerre. Certaines recherches montrent que grâce à l'EMDR, l'activité électrique du cerveau se synchronise à une fréquence qui correspond à celle du sommeil profond[112].

Aujourd'hui, cette technique est reconnue par la communauté scientifique ainsi que par des organismes comme l'OMS et l'INSERM.

Moins connue, l'EFT (Emotional Freedom Techniques) est une technique psychocorporelle qui utilise les méridiens énergétiques chinois[113]. Cette technique vise aussi à déprogrammer des réactions émotionnelles stressantes et anxiogènes. Tout comme l'autohypnose, il est possible d'autonomiser sa pratique.

Enfin, depuis quelques années, la technique de la cohérence cardiaque gagne en popularité. Cette technique est très axée sur le contrôle de la respiration pour favoriser la régulation du stress et de l'anxiété. La cohérence cardiaque consiste à réaliser six cycles respiratoires par minute. Grâce à cette technique, nous régulons mieux notre système parasympathique, ce qui nous permet d'être plus relâché et d'agir sur de nombreux paramètres physiologiques.

En conséquence, on peut voir qu'il existe une grande variété de techniques pour gérer son stress et ses émotions. Je vous conseille d'essayer ces différentes méthodes pour savoir celle qui vous correspond le mieux. Avec le temps, j'ai appris à mélanger les différentes techniques mentales et respiratoires pour rentrer rapidement en état d'autohypnose ou en état méditatif.

Les résultats ne sont pas instantanés. Comme l'apprentissage d'une langue ou l'apprentissage d'un instrument de musique, il est nécessaire de pratiquer plusieurs séances avant de progresser. N'hésitez pas à vous faire accompagner par un thérapeute spécialisé pour mieux vous guider dans votre apprentissage ou votre thérapie.

Chapitre 15 : La place des médecines traditionnelles

Médecine traditionnelle chinoise

La médecine n'est pas pratiquée de la même manière en fonction des pays et des religions. On oppose souvent la médecine occidentale à la médecine traditionnelle chinoise. Dans la médecine occidentale, on recherche à rétablir le dysfonctionnement d'un mécanisme précis avec des médicaments. Au sein de la médecine traditionnelle chinoise, on traite plutôt l'ensemble du corps humain.

De nos jours, les médecines alternatives intéressent les scientifiques. Elles présentent une approche globale qui donne un certain humanisme à la médecine. Parmi les techniques les plus connues de la médecine traditionnelle chinoise, il y a notamment l'acupuncture, la réflexologie et les massages.

L'acupuncture est une méthode qui consiste à poser des aiguilles sur certains points. Ces aiguilles servent soit à tonifier un méridien, soit à ouvrir un méridien pour stimuler la circulation de l'énergie que l'on nomme « *QI* ». L'acupuncture est aujourd'hui reconnue comme une méthode efficace dans la médecine occidentale puisqu'il existe une Capacité de Médecine d'Acupuncture.

Depuis quelques années, les chercheurs se sont rendu compte qu'il y avait une grande proximité entre les méridiens et les fascias. Les fascias sont des tissus conjonctifs qui enveloppent les muscles, les os et les différents organes. Ils ont la particularité d'être reliés entre eux de la tête aux pieds. Ainsi, les fascias représentent le plus grand organe sensoriel du corps humain.

De récentes études ont montré que les thérapies manuelles permettraient d'agir sur les fascias[114]. Les mécanismes d'action de ces thérapies sur les fascias sont encore mal connus. Cependant, il semble que les thérapies manuelles permettent de restaurer l'état physiologique des fascias. L'acupuncture permettrait un remodelage extracellulaire et contrecarrerait les dysfonctionnements des fascias.

L'acupuncture n'est donc pas la seule méthode qui permettrait d'agir sur le bon fonctionnement des fascias. Parmi les différentes méthodes, on retrouve l'ostéopathie, les automassages, le yoga, la réflexologie (massage des pieds) ou encore le rolfing[115]. Le rolfing est une technique de massage dynamique entièrement axée sur le réseau des tissus conjonctifs.

Les automassages sont devenus très populaires dans le monde sportif. En France, c'est Christophe Carrio, ancien champion du monde de karaté, qui a popularisé les automassages[116]. Les automassages permettent d'agir à la fois sur les muscles, les tendons, les ligaments et les fascias. Ils soulagent des zones dures que l'on nomme « *trigger points* ».

Pour vous masser, vous pouvez utiliser différents outils : balle de massage, rouleau de massage, bâton de massage. De nombreuses vidéos sont disponibles sur Youtube pour apprendre à utiliser ces différents outils. Il est aussi possible d'utiliser des ventouses pour décompresser les muscles, ce qui facilite la circulation et l'évacuation des déchets.

Naturopathie

La médecine chinoise n'est pas la seule médecine traditionnelle. En effet, il existe aussi la naturopathie, qui connaît un certain succès depuis quelques années. Comme la médecine chinoise, la naturopathie est une médecine holistique, ce qui signifie qu'elle prend en compte tous les aspects de la personne.

Contrairement à la médecine occidentale qui se centre sur les symptômes, la naturopathie cherche à agir sur les causes des différentes maladies. Cette médecine est donc plus facilement catégorisée comme médecine préventive. L'OMS définit la naturopathie comme « *un ensemble de méthodes de soins visant à renforcer les défenses de l'organisme par des moyens considérés comme naturels et biologiques* »[117]. Le naturopathe ne cherche pas seulement à soigner, il cherche aussi à éduquer ses patients pour qu'ils puissent maintenir un bon état de santé.

Contrairement à la médecine occidentale qui réalise un diagnostic médical, la naturopathie mesure le niveau de vitalité des patients. La deuxième grande différence entre ces deux médecines se trouve dans les moyens utilisés pour soigner les patients. Dans la médecine occidentale, les médecins ont souvent recours à des médicaments. La naturopathie privilégie les méthodes naturelles : nutrition, phytothérapie, huiles essentielles, aromathérapie, balnéothérapie, jeûne, yoga…

La médecine occidentale reste la médecine la plus pratiquée dans le monde car elle fait l'objet de nombreuses recherches scientifiques qui ont montré son efficacité. Cependant, plusieurs patients se dirigent vers la naturopathie pour limiter la prise de médicaments. Ces personnes recherchent généralement des moyens plus naturels pour se soigner.

En ce qui concerne l'alimentation, les naturopathes

reprennent en grande partie les recommandations de la première partie de ce livre. Il s'agit avant tout de limiter les produits transformés et de privilégier les produits naturels. Les végétaux biologiques et non transformés sont souvent recommandés.

La phytothérapie est une médecine naturelle basée sur l'utilisation des principes actifs des plantes. Elle présente l'avantage de produire moins d'effets secondaires que les médicaments. Elle est aujourd'hui considérée par l'OMS comme une médecine conventionnelle.

Il existe des milliers de publications scientifiques sur la phytothérapie. Les résultats montrent qu'elle peut avoir un intérêt sur la santé lorsqu'elle est utilisée seule ou en combinaison avec des médicaments. Toutefois, certains médecins et plusieurs publications scientifiques critiquent le fait que les résultats sont souvent hétérogènes.

En parallèle de la phytothérapie, les huiles essentielles deviennent aussi populaires. Ces huiles sont des extraits naturels de plantes puissantes. On utilise les huiles essentielles dans le cadre de l'aromathérapie. Il est essentiel de bien s'informer avant d'utiliser les huiles essentielles. Les modes d'utilisation de ces huiles sont variés : voie orale, application cutanée, bain aromatique ou diffusion atmosphérique.

Enfin, la balnéothérapie utilise un traitement à base de bains. Ils peuvent être réalisés à l'eau de mer (thalassothérapie) ou à l'eau douce. On utilise généralement des bassins à 34 degrés où l'on effectue des exercices physiques et des étirements. Les centres de balnéothérapie proposent aussi des séances d'hydrothérapie à base de jets d'eau.

Médecine ayurvédique

L'ayurvéda, ou médecine ayurvédique, est considérée comme la plus vieille médecine holistique du monde. Cette médecine est aussi reconnue par l'OMS comme une médecine traditionnelle. Cette médecine est très pratiquée en Inde où elle prend ses racines. En France, elle est surtout utilisée dans le cadre du bien-être et de la relaxation.

La médecine ayurvédique possède de nombreux points communs avec la médecine traditionnelle chinoise et la naturopathie. C'est une pratique qui vise à soigner le patient en jouant sur les causes de la maladie et non pas uniquement sur les symptômes.

Lorsque vous consultez un médecin classique, la consultation dure généralement moins de 15 minutes. Vous êtes envoyé chez le pharmacien avec une ordonnance pour récupérer des médicaments qui agiront sur vos symptômes. Dans le cadre des médecines holistiques, les consultations peuvent facilement durer de 40 minutes à 1h30. Les praticiens établissent un bilan global de votre santé en prenant en compte tous les éléments de votre environnement.

Le bilan ayurvédique comprend l'observation de différentes parties du corps ainsi qu'un entretien sur les habitudes de vie. Le praticien pose des questions sur l'alimentation, la digestion, le sommeil, la psychologie et la gestion des émotions. Le passé médical est aussi pris en compte.

Le bilan permet de repérer les déséquilibres et de proposer un programme adapté et personnalisé. La médecine ayurvédique repose sur le concept énergétique des doshas. Notre énergie est répartie d'une certaine manière et chaque personne dispose d'une propre combinaison énergétique. C'est à partir de ce profil énergétique que le praticien établit le programme personnalisé.

Le programme peut porter sur différents aspects. En règle générale, des conseils sont donnés sur l'hygiène de vie pour limiter les infections. Comme en médecine traditionnelle chinoise, les massages sont souvent proposés. Le programme peut aussi porter sur l'alimentation, l'aromathérapie, les exercices physiques comme le yoga et les exercices mentaux comme la méditation.

En ce qui concerne les massages ayurvédiques, ils visent à drainer les toxines vers le système digestif et à réduire la tension nerveuse. Le masseur réalise des pressions sur les nadis, des trajets énergétiques qui rappellent les méridiens chinois. Nous avons vu que ces trajets énergétiques sont à mettre en lien avec les fascias si on se réfère à la médecine occidentale.

Du côté de l'alimentation, la diététique ayurvédique classe les aliments en fonction de leur qualité et de leur goût. Dans cette approche, il existe six goûts : sucré, salé, aigre, piquant, amer et astringent. Chaque goût est censé remplir des fonctions précises sur le corps. L'objectif est de concevoir un repas avec des produits de qualité qui rassemblent ces six goûts[118].

Le yoga est une pratique incontournable de la médecine ayurvédique. L'ayurvéda donne une grande importance à l'équilibre corps-esprit. Le yoga est une méthode qui permet d'équilibrer et d'unifier le corps et l'esprit. En fonction de votre profil de dosha, différentes postures sont proposées.

Le yoga combine des postures physiques avec des exercices de respiration et de concentration. Le yoga représente une sorte de méditation en mouvement. Il existe aujourd'hui une multitude de méthodes. Il y a des yogas dynamiques (Ashtanga, Vinyasa) et des yogas plus statiques (Iyengar). Le Hatha yoga est un yoga plus doux qui est approprié aux personnes ayant moins de capacités physiques.

Il existe aujourd'hui plus de 4000 études scientifiques sur les bienfaits du yoga. Melissa Galliford vient de publier une méta-analyse sur les effets du yoga pendant un traitement du cancer[119]. Elle a montré avec son équipe que la pratique du yoga était associée à une meilleure qualité de vie, moins d'anxiété, moins de stress, un meilleur sommeil et un système immunitaire renforcé.

Comment devenir un centenaire en bonne santé ?

Chapitre 16 : Importance des liens sociaux et de notre psychologie

Importance des liens familiaux et sociaux sur la santé

Dans le chapitre 13, nous avons vu que la société occidentale avait déconstruit les modèles sociaux traditionnels. L'autonomie et la prise de responsabilisation ont été accompagnées d'une individualisation de la société. La déconstruction du modèle familial intergénérationnel a réduit la taille des familles.

Les occidentaux disposent maintenant de plus de libertés individuelles. Ils se construisent leurs propres réseaux sociaux réels et virtuels. Cependant, nous avons vu que ces progrès pouvaient aussi être accompagnés de risques d'isolement lorsque les familles se déchiraient.

Loin de moi l'idée de prôner un retour au modèle traditionnel, je souhaite surtout faire prendre conscience de l'importance de nourrir les liens familiaux, notamment les relations entre les parents et leurs enfants. La famille constitue souvent le premier noyau de nos relations sociales.

Des chercheurs canadiens ont montré que les parents qui communiquaient bien avec leurs enfants avaient une meilleure santé[120]. La qualité de la relation familiale est associée à une diminution des troubles alimentaires, à une augmentation de l'activité physique et une meilleure qualité de sommeil.

A l'inverse, le fait d'avoir des horaires décalés entre

parents et enfants limite les repères concernant l'alimentation, l'activité physique et le sommeil. Dans ces conditions, les enfants ont plus de problèmes de surpoids et de stress.

Si vous avez des enfants, il est donc important d'aménager des routines familiales qui permettent à vos enfants d'incorporer un mode de vie sain.

Au-delà des relations familiales, il est aussi essentiel de développer les relations sociales. Il ne faut pas oublier que notre espèce, Homo Sapiens, est une espèce très sociable. Contrairement à de nombreuses espèces animales, nous sommes capables d'interagir avec des inconnus et de nouer des liens affectifs très rapidement.

Lorsque nous sommes au travail, en train de faire les courses ou au restaurant avec des amis, nous interagissons en permanence avec d'autres humains. Dans le champ de la psychologie, une nouvelle théorie met en avant l'importance des relations sociales dans la construction de l'estime de soi. C'est ce qu'on appelle la théorie du sociomètre[121].

Selon cette théorie, l'estime de soi est « *l'indicateur du degré selon lequel on est valorisé par les autres personnes en tant que partenaire relationnel ou membre d'un groupe* ». Ainsi, la perception de notre propre inclusion sociale affecterait notre regard sur nous-même. Nos relations sociales nourrissent directement et indirectement notre estime de nous-même.

L'importance n'est pas le nombre de liens sociaux mais la qualité des liens sociaux. Avoir 800 amis sur Facebook et 1500 followers sur Instagram ne signifie pas que vous avez une bonne santé sociale et mentale. C'est plutôt le développement de votre empathie avec vos collègues et vos amis qui doit être privilégié.

L'empathie nous permet de mieux ressentir les émotions des autres et donc de mieux communiquer. Elle demande une certaine connaissance de soi et de ses émotions. La méditation pleine conscience et l'auto-hypnose sont des techniques mentales qui permettent de développer la connaissance de soi. Elles permettent d'appréhender les contextes sociaux avec un certain recul.

Importance de notre psychologie au quotidien

Les chercheurs ont montré que notre psychologie peut avoir une influence sur notre vieillissement. Cinq manières de penser ont tendance à raccourcir nos télomères : l'hostilité cynique, le pessimisme, le vagabondage mental, la rumination et la répression mentale[122].

L'hostilité cynique est caractérisée par le fait d'avoir une grande méfiance vis-à-vis des motivations d'autrui. Cette méfiance est généralement accompagnée d'une émotion de colère. Pour illustrer l'hostilité cynique je vais reprendre l'exemple du supermarché d'Elisabeth Blackburn.

Vous êtes en train de faire vos courses au supermarché, vous vous apprêtez à payer aux caisses et une personne passe devant vous au dernier moment sans vous regarder. Vous suspectez alors que cette personne est passée volontairement devant vous et la colère grimpe. Les personnes qui adoptent ce style de réaction ont un comportement apparenté à de l'hostilité cynique.

Le pessimisme est caractérisé par le fait de considérer le présent ou l'avenir sous leur aspect négatif. Notre cerveau a la capacité de penser aux situations futures et de porter un jugement sur ces situations. Les personnes pessimistes pensent souvent que l'avenir est inquiétant et que quelque chose de négatif va arriver.

Le vagabondage mental est la capacité de notre esprit à penser à autre chose lorsque nous sommes en train de réaliser une activité. Nous avons tous vécu des moments de vagabondage mental à l'école lorsque le professeur déroulait son cours pendant que notre esprit s'échappait dans une autre direction. Nous ne sommes plus concentrés dans l'activité. Le problème, c'est que les chercheurs ont montré que de nombreuses personnes avaient des pensées négatives pendant les phases de vagabondage.

La rumination est caractérisée par le fait de ressasser des évènements. La rumination produit des émotions négatives comme la colère et la tristesse. Elle entretient le stress et nous fait entrer dans un cercle vicieux.

Enfin, le cinquième schéma de pensée qui réduit nos télomères se nomme répression mentale. Nous l'utilisons quand nous tentons de nous débarrasser des pensées et des émotions indésirables. Malheureusement, notre cerveau ne nous permet pas d'effacer volontairement nos problèmes.

Il faut avoir conscience que ces cinq manières de penser sont des automatismes mentaux bien ancrés dans nos comportements. Il ne suffit pas de vouloir les changer pour observer des changements dans notre quotidien. En fonction de votre personnalité, certains automatismes psychologiques sont plus faciles à réguler.

Pour l'hostilité cynique, il faut être capable de comprendre que dans certaines situations, les personnes n'ont pas forcément de mauvaises intentions. La personne qui vous a doublé au supermarché était peut-être en train de vagabonder mentalement et ne vous avait pas vu.

Pour limiter le vagabondage mental, je vous recommande de lire les travaux de Jean-Philippe Lachaux[123]. Ce chercheur en neurosciences cognitives a réalisé de nombreuses études sur la distraction mentale et les techniques qui permettent d'améliorer notre concentration.

Pour être concentré, il ne suffit pas d'être attentif. Il faut interagir d'une manière bien précise avec son objet d'attention avec une intention claire et précise. Pour ce chercheur, la technique du multitâches est contre-productive. Quand nous faisons plusieurs choses à la fois, notre cortex préfrontal est placé dans une situation très inconfortable, ce qui nous conduit à la distraction et à la surcharge cognitive. Pour limiter le vagabondage mental, il vaut mieux se fixer de petits objectifs simples et réalistes.

Pour travailler sur le pessimisme, la rumination et la répression mentale, les techniques mentales comme la méditation et l'auto-hypnose sont très intéressantes. Elles vous permettent dans un premier temps de prendre conscience de vos pensées pendant la journée. Avec de l'entraînement, il est possible de changer progressivement vos schémas mentaux.

Savoir se faire accompagner

Il faut garder à l'esprit que travailler seul sur ses automatismes mentaux est parfois difficile. L'accompagnement par un professionnel permet de prendre du recul et d'utiliser des méthodes qui vous permettront de devenir plus résilient. La résilience représente la capacité à affronter des moments difficiles.

Il existe aujourd'hui plusieurs spécialistes que vous pouvez consulter pour améliorer vos manières de penser. On utilise souvent le mot « *psy* » pour désigner ces spécialistes. Cependant, ce mot peut renvoyer à différents métiers : psychiatre, psychologue, psychanalyste ou psychothérapeute.

Parmi ces quatre métiers, seul le psychiatre est un

médecin. Le psychiatre est un médecin spécialiste des maladies mentales : dépression, troubles anxieux, démence, schizophrénie… En fonction du diagnostic, les psychiatres utilisent la psychothérapie, les médicaments ou encore des techniques de neurostimulation.

Les psychologues ne sont pas des médecins mais ils possèdent un master de psychologie. C'est notamment le psychologue clinicien qui vous reçoit lorsque vous avez des problèmes psychologiques. Le psychologue clinicien ne peut pas vous donner de médicaments. Il a cependant recours à différentes techniques : psychothérapie de soutien, psychothérapie d'inspiration psychanalytique, psychothérapie cognitivo-comportementale, méditation ou hypnothérapie.

Les psychanalystes ne sont ni médecins, ni psychologues. Ils reçoivent généralement une formation au sein d'une société psychanalytique reconnue. C'est la raison pour laquelle il est impératif de bien vérifier la qualification de ces thérapeutes. En cas de doute, il est préférable de consulter un psychologue ou un psychiatre spécialisé en psychanalyse.

La psychanalyse est une méthode qui se base sur les concepts liés aux processus mentaux inconscients. Elle part du postulat que la plupart des facteurs déterminant les émotions et les comportements sont inconscients. C'est Sigmund Freud qui a popularisé la psychanalyse au début du 20ème siècle. Cependant, il existe aujourd'hui trois grands courants dans la psychanalyse : le courant freudien (Freud), le courant lacanien (Lacan) et le courant jungien (Jung).

On oppose souvent la psychanalyse à la psychologie. On reproche à la psychanalyse de ne pas reposer sur des études scientifiques solides, ce qui est le cas de la psychologie. A l'inverse, la psychanalyse reproche à la psychologie de ne pas assez explorer les mécanismes inconscients.

La psychanalyse et la psychologie se différencient aussi par rapport à la durée de la thérapie. La psychanalyse est une thérapie qui peut durer plusieurs années. A l'inverse, la plupart des psychothérapies utilisées par les psychologues sont des thérapies brèves.

Dans le cas de l'hypnothérapie, certains problèmes peuvent être réglés en quelques séances. Dans la catégorie des thérapies brèves, vous pouvez aussi opter pour les thérapies cognitives et comportementales (TCC). Les TCC sont centrées sur nos pensées et nos croyances. Le psychologue guide le patient pour lui apprendre à réguler ses pensées et ses comportements dans certains contextes.

Il ne faut pas avoir peur de consulter un psychologue, un psychiatre ou un psychanalyste. La pire chose à faire est de rester chez vous et de continuer à ruminer avec des pensées pessimistes.

Chapitre 17 : Développer son esprit critique pour prendre du recul

Limites de l'économie du bien-être

Dans le chapitre 6, nous avons vu qu'il était nécessaire de prendre du recul sur l'obsession du bien-manger. Dans le chapitre 12, nous avons montré qu'il fallait aussi être vigilant sur la nécessité de faire ses 10 000 pas par jour pour vivre plus longtemps en bonne santé. Les messages liés à la santé s'inscrivent plus globalement dans ce que l'on nomme aujourd'hui le marché du bien-être.

Le bien-être et le bonheur sont sans doute les thèmes qui ont fait couler le plus d'encre dans le domaine de la philosophie. Dans l'Antiquité, Platon considérait que le bonheur passait par la connaissance de soi-même. Pour Epicure, le bonheur était permis par le passage à un mode de vie plus simple.

La philosophie moderne a offert de nombreuses manières d'envisager le bonheur. Pour Schopenhauer, le bonheur est introuvable car l'homme passe sans cesse du désir à l'ennui. Assez proche de cette pensée, Nietzsche ne croit pas que la vie tend au bonheur. La vie est une force créatrice ainsi qu'une destruction. A l'inverse, Spinoza affirme qu'être heureux est l'essence de l'homme.

Dans l'histoire, certains philosophes ont exercé une influence sur l'économie. C'est notamment le cas de Jeremy Bentham au début du 19ème siècle. Ce philosophe a posé les principes de l'utilitarisme, une doctrine qui vise à maximiser le bien-être du plus grand nombre.

La philosophie utilitariste a exercé une grande influence sur l'idéologie libérale. Cette idéologie est très présente chez les économistes Friedman et Hayek.

Le libéralisme cherche à promouvoir l'économie de marché au nom de la liberté de l'individu. Dans cette idéologie, la libéralisation du marché permettrait à la population mondiale d'être plus heureuse.

C'est dans ce contexte qu'est apparue la psychologie positive. Cette discipline scientifique a été fondée officiellement en 1998 par le psychologue Seligman. C'est une branche de la psychologie qui s'intéresse surtout au bien-être et à la santé. Les scientifiques de ce courant conçoivent des outils qui permettent de mesurer le bonheur des individus et des pays.

Dans son ouvrage « *Happycratie* », Eva Illouz remet en cause les fondements de la psychologie positive[124]. Selon cette sociologue, le fait de mettre l'accent sur le bonheur n'est « *qu'une stratégie visant à détourner l'attention d'indicateurs socio-économiques bien plus objectifs et problématiques : redistribution des revenus, inégalités matérielles, ségrégation sociale, inégalités entre les sexes, fonctionnement des institutions, corruption et manque de transparence, décalage entre chances objectives et chances perçues, aides sociales ou encore taux de chômage* […] *Il ne fait aucun doute que le bonheur est aujourd'hui une notion hautement politique. Si le bonheur est devenu capital dans nos sociétés néolibérales, c'est notamment parce qu'il est inextricablement associé aux valeurs individualistes, valeurs à l'aune desquelles le moi individuel est envisagé comme une sorte d'instance suprême, et les groupes et sociétés comme des agrégats de volontés autonomes et séparées* ».

Cette sociologue nous invite à prendre du recul sur le marché du bien-être. Même si je pense comme le philosophe Spinoza qu'être heureux est l'essence de l'homme, je n'oublie pas que les inégalités économiques et sociales sont de plus en plus fortes sur notre planète. L'ONG Oxfam a récemment révélé que la concentration de la richesse s'est encore accentuée en 2018. Les 26 milliardaires les plus riches du monde possèdent autant d'argent que la moitié la plus pauvre de l'humanité.

Même si l'argent ne fait pas le bonheur, je ne pense pas que l'augmentation des inégalités contribue au bien-être de tous. Lorsqu'on parle d'Adam Smith, le « *père du capitalisme* » on met toujours en avant l'ouvrage *La richesse des nations*[125]. Cependant, pour Noam Chomsky[126], *La théorie des sentiments moraux* est l'ouvrage le plus important et le plus occulté d'Adam Smith. Loin de prôner les vertus du libéralisme, Adam Smith dénonçait aussi les conséquences de la division du travail. Il était très sensible aux préoccupations sociales.

En conséquence, la santé et le bien-être ne doivent pas se limiter au domaine scientifique. Ces notions sont à resituer dans des contextes philosophiques, économiques, politiques et sociaux.

Santé et transhumanisme

Depuis la fin du 20ème siècle, les progrès scientifiques et technologiques augmentent notre espérance de vie. Dans ce contexte, on voit progressivement émerger le courant transhumaniste. Le transhumanisme est une approche interdisciplinaire qui vise à dépasser les limites biologiques par les progrès technologiques.

Le 21ème siècle est marqué par l'utilisation des NBIC : nanotechnologies, biotechnologies, informatique et sciences cognitives. Pas un jour ne se passe sans que l'on entende parler de l'intelligence artificielle ou des Big Data. Les NBIC ne sont plus uniquement visibles dans les films de science-fiction.

Les chercheurs en médecine, les ingénieurs et les informaticiens utilisent les NBIC pour réduire les maladies et repousser l'âge de la mort. Depuis les années 2010, le génie génétique nous montre que nous sommes capables de contrôler l'activation et l'inactivation de certains gènes. Bien sûr, nous n'avons pas attendu l'arrivée des NBIC pour contrôler la nature.

Cependant, les chercheurs transhumanistes vont toujours plus loin dans la modification de notre ADN. En Chine, l'absence de normes éthiques contraignantes favorise le développement des manipulations génétiques sur les animaux. En 2018, des chercheurs chinois inquiètent la communauté internationale en annonçant la naissance de jumelles génétiquement modifiées pour les rendre résistantes au VIH[127].

Pour le célèbre historien Yuval Noah Harari, l'humanité a dû affronter trois problèmes : la famine, les épidémies et la guerre[128]. Avec le temps, nous sommes progressivement arrivés à contrôler ces trois problèmes : « *pour la première fois de l'histoire, on meurt plus aujourd'hui de manger trop que de manger trop peu ; on meurt plus de vieillesse que de maladies infectieuses ; et les gens qui se suicident sont plus nombreux que les victimes de tous les soldats, terroristes et criminels réunis* ».

L'auteur définit trois enjeux pour le 21ème siècle : l'immortalité, le bonheur et la divinité. Avec l'émergence du transhumanisme, certains chefs d'entreprises multimilliardaires souhaitent à présent tuer la mort. Le problème, c'est que la quête de l'immortalité va creuser encore plus les inégalités économiques et sociales.

Harari affirme que « *le 21ème siècle sera dominé par les biotechnologies et les algorithmes qui vont créer la société la plus inégalitaire de l'histoire de l'humanité. Ceux qui les maîtriseront, auront le pouvoir. Un pouvoir bien plus vaste que jadis, car il portera non seulement sur des machines ou des usines mais aussi sur le corps, le cerveau et l'esprit, les grands produits du 21ème siècle ».*

Dans ce nouveau monde, la médecine ne se limitera pas à soigner les malades, elle permettra aussi d'améliorer les différents organes des personnes en bonne santé grâce aux modifications du génome.

Le Comité international de bioéthique (CIB) porte un avis sur les recherches menées sur la modification de l'ADN. Il a publié un rapport en 2015 qui précise que : « *les interventions sur le génome humain devraient être autorisées uniquement pour des raisons de prévention, de diagnostic et de thérapeutique, et sans que cela entraîne des modifications pour la descendance, sinon cela risque de menacer l'égalité et la dignité de tous les êtres humains et de faire renaître l'eugénisme* »[129].

L'eugénisme représente l'ensemble des méthodes qui visent à améliorer le patrimoine génétique de l'espèce humaine. Il faut tout de même rappeler qu'au début du 20ème siècle, plusieurs pays occidentaux ont mené des politiques eugénistes. Ces politiques reposaient notamment sur la stérilisation des criminels et des malades.

L'Allemagne nazie a poussé cette politique jusqu'à son extrême. C'est la raison pour laquelle les pratiques eugénistes ont perdu en popularité après la seconde guerre mondiale. Cependant, le génie génétique fait ressurgir une nouvelle forme d'eugénisme. Il faudra donc rester vigilant pour éviter de reproduire les erreurs du passé.

Se protéger des fakes news et des lobbies

Avec le développement d'Internet et des réseaux sociaux, notre manière de nous informer a progressivement changé. Nos grands-parents s'informaient essentiellement grâce aux journaux et à la radio. Nos parents ont ensuite eu accès à la télévision et aux journaux télévisés. Aujourd'hui, Internet nous propose une multitude de supports pour nous informer.

Le point positif de cette diversification des supports, c'est que nous avons accès à plusieurs sources. Le problème, c'est qu'il est plus difficile de savoir si les informations sont fiables.

Au cours des années 2010, le concept de fake news ou « *fausses informations* » a pris progressivement de l'ampleur dans les débats publics. Dans le domaine de la santé, les fake news sont nombreuses. Chaque année, les lobbies investissent des millions de dollars pour influencer les consommateurs dans les différents médias. Un lobby est un groupe de pression qui tente d'influencer les lois et les réglementations pour favoriser ses propres intérêts.

Dans le domaine de la santé, il existe deux grands groupes de lobbies : le lobby pharmaceutique et le lobby agro-alimentaire. Le lobby pharmaceutique n'hésite pas à offrir des cadeaux aux médecins pour les inciter à prescrire certains médicaments. Même si cette pratique est plus encadrée en France depuis 2013, les laboratoires continuent toujours de séduire les acteurs de la santé.

Une des pratiques les plus à la mode consiste à demander à un médecin de réaliser une étude scientifique pour tester un médicament au début de sa commercialisation. Cependant, des chercheurs ont montré que ces études étaient inefficaces pour tester l'effet du médicament et servaient avant tout à promouvoir le médicament[130].

Dans son livre *Santé, mensonges et (toujours) propagande*, Jérémy Anso nous révèle cinq techniques utilisées par l'industrie agro-alimentaire pour influencer l'opinion publique[131] :

- Façonner ou travestir les preuves scientifiques liant ses produits à la santé publique ;
- Nouer des liens avec les décideurs politiques, les leaders d'opinion et les organisations publiques de santé ;
- Rechercher le soutien de ses consommateurs fidèles ;
- S'inviter dans tous les débats, publics ou scientifiques, sur l'alimentation et la santé publique ;
- Faire du chantage à l'emploi et l'économie.

Notez que ces différentes techniques sont partagées par la plupart des lobbies. Il faut donc avoir énormément de recul lorsqu'on prend connaissance d'une nouvelle étude scientifique sur la santé. Ce n'est pas parce qu'une étude est scientifique qu'elle détient la vérité.

En effet, il existe de nombreuses études vulgarisées et parachutées sur les réseaux sociaux. Le lecteur non éclairé ne se rend pas forcément compte que l'étude a pu être financée par une grande entreprise pharmaceutique ou agro-alimentaire. Soyez donc vigilant la prochaine fois que vous lirez un article qui vante les mérites d'un produit miracle testé scientifiquement.

Les mécanismes de désinformation ont très bien été étudiés par le célèbre linguiste Noam Chomsky. Dans son livre *La fabrication du consentement*[132], Noam Chomsky nous montre comment les médias arrivent à manipuler les faits pour fabriquer de toute pièce une fausse information. Les entreprises et les acteurs politiques n'ont pas attendu les réseaux sociaux pour utiliser ces techniques. De nombreux dictateurs étaient déjà des maîtres dans l'utilisation des moyens de propagande.

Partie 4 : Le rôle du sommeil

Comment devenir un centenaire en bonne santé ?

Chapitre 18 : Nous dormons de moins en moins

Etat des lieux et conséquences sur notre santé

Depuis le début de ce livre, nous avons montré dans quelle mesure l'alimentation, l'activité physique et la gestion du stress exerçaient une grande influence sur notre espérance de vie en bonne santé. Dans cette dernière partie, vous allez voir que le sommeil représente aussi un facteur essentiel pour retarder le vieillissement et prévenir diverses maladies.

Ce n'est pas par hasard que j'ai choisi de vous parler du sommeil en dernière partie. Le sommeil est une sorte de pierre angulaire de la santé. De nombreuses interactions existent entre le sommeil, l'alimentation, l'activité physique et le stress. Nous reviendrons sur ces interactions dans les chapitres 20, 21 et 22.

Nous passons globalement un tiers de notre vie à dormir. Selon une étude réalisée par l'Institut National du Sommeil et de la Vigilance (INSV) en 2015, les Français dorment en moyenne 7h05 en semaine et 8h10 le week-end[133].

Un quart des Français se plaint de manquer de sommeil et un tiers des Français déclare souffrir de troubles du sommeil (insomnies, troubles du rythme du sommeil, syndrome des jambes sans repos, apnées du sommeil).

Nous avons globalement perdu 1h30 de sommeil en 50 ans[134]. Cela est lié à de nombreux facteurs. Avec l'augmentation du prix des loyers dans les grandes villes, les foyers sont souvent obligés de vivre en banlieue. Cela augmente le temps de transport et limite donc le temps de sommeil. En parallèle, le rythme de nos activités quotidiennes s'est accéléré et nous courons après le temps. Pour rester dans la course, nous sacrifions de précieuses heures de sommeil.

Le problème du manque de sommeil, c'est qu'il accroît le risque de déclencher de nombreuses maladies : diabète de type 2, cancer, obésité, dépression, perte de mémoire, maladie d'Alzheimer, maladies cardio-vasculaires[135]. Des chercheurs ont par exemple montré que des nuits de moins de 6 heures augmentaient le risque de diabète de type 2 de 28 %[136].

Les jeunes de 15 à 24 ans sont encore plus touchés par le manque de sommeil. Une enquête de 2018 de l'INSV et de la MGEN a montré que 88 % des jeunes s'estiment en manque de sommeil[137]. Les jeunes dorment en moyenne 7h17 en semaine et 8h27 le week-end. Le problème, c'est que leur corps a besoin de dormir plus de 8 heures par jour pour bien récupérer et bien mémoriser.

Les travailleurs de nuit sont les personnes les plus touchées par les risques liés au manque de sommeil. Une étude suédoise a montré que les travailleurs de nuit avaient un taux de mortalité supérieur de 260 % par rapport aux travailleurs de jour[138]. Le travail de nuit est une activité qui va totalement à l'encontre de notre rythme naturel. Le manque de sommeil raccourcit la longueur de nos télomères[139].

Ainsi, moins vous dormez et plus vous vieillissez vite. Si vous pensez que le sommeil est une perte de temps, vous vous trompez. Un sommeil de qualité vous permet à la fois de vivre plus longtemps mais aussi de vieillir en meilleure santé.

Présentation des cycles du sommeil

Pendant le sommeil, votre corps suit un ensemble de cycles. Un cycle dure entre 60 et 120 minutes. A l'échelle d'une nuit, nous réalisons environ 3 à 6 cycles successifs.

Chaque cycle est composé d'une phase de sommeil lent et une phase de sommeil paradoxal. Lors du sommeil lent, notre cerveau émet des ondes cérébrales lentes. Il existe trois types de sommeil lent : la phase de transition séparant la veille et le sommeil, le sommeil léger et le sommeil profond.

Votre corps rentre en phase de sommeil lent et profond surtout pendant les deux premiers cycles de votre nuit. Au cours de ces phases, les ondes cérébrales sont très lentes et le métabolisme est ralenti. C'est généralement le moment où votre corps récupère le plus.

A partir du troisième cycle, le sommeil alterne entre des phases de sommeil lent et léger et des phases de sommeil paradoxal. Le sommeil paradoxal est une courte phase durant laquelle les ondes cérébrales s'accélèrent. Vos yeux réalisent des mouvements rapides appelés saccades oculaires ou REM (rapid eye movement). Même si nous rêvons pendant toutes les phases du sommeil, c'est pendant le sommeil paradoxal que les rêves sont les plus intenses.

Toutes nos nuits ne se ressemblent pas. Si vous êtes en dette de sommeil, votre corps va plutôt favoriser le sommeil lent la nuit suivante. Toutefois, vous devez savoir que les grasses matinées du week-end ne suffisent pas à rattraper la dette de sommeil accumulée pendant la semaine.

Les phases de sommeil varient aussi en fonction de l'âge. Avec la croissance, les adolescents ont besoin de plus de récupération que les adultes. Les phases de sommeil profond sont plus longues car c'est pendant cette phase que l'hormone de croissance est libérée.

En vieillissant, les phases de sommeil lent et profond sont plus courtes. C'est le sommeil lent et léger qui prédomine, ce qui explique pourquoi nous nous réveillons plus facilement pendant la nuit lorsque nous vieillissons. Cela nous permet aussi de mieux comprendre l'augmentation des troubles du sommeil avec l'âge.

L'Inserm nous apporte un autre fait intéressant concernant les différences interindividuelles sur le sommeil : « *la quantité et la qualité de sommeil varient grandement d'une personne à l'autre. L'environnement, l'hygiène et le rythme de vie jouent un rôle sur la capacité à dormir et bien récupérer lors d'une nuit de sommeil. La génétique aiderait, quand à elle, à différencier les lève-tôt des couche-tard ou les gros dormeurs des petits dormeurs. Les petits dormeurs présenteraient notamment des phases de sommeil léger très courtes. Mais quelle que soit la durée de sommeil nécessaire à chacun, celle du sommeil profond serait relativement constante, tandis que les durées de sommeil léger et de sommeil paradoxal varieraient* »[140].

Pour vulgariser, on pourrait dire que la quantité de nos cycles est plutôt déterminée par des facteurs génétiques alors que la qualité des cycles est plutôt favorisée par notre mode de vie. Il faut toutefois émettre des réserves avec ce type de vulgarisation lorsqu'on connaît les processus épigénétiques. Je vous rappelle que l'épigénétique est la capacité de l'environnement à activer ou inhiber certains gènes.

Les avantages d'un sommeil de qualité sur la santé

Quand vous dormez avec un sommeil de qualité, votre corps met en place plusieurs processus physiologiques qui vous permettent de vous régénérer.

Pour le biologiste Shawn Stevenson, « *un bon sommeil favorise la croissance et le renouvellement des systèmes immunitaire, squelettique et musculaire. Il équilibre vos hormones, stimule votre métabolisme, augmente votre énergie physique et améliore votre fonctionnement cérébral* »[141].

Il est intéressant de se pencher sur le rôle joué par l'hormone de croissance. Cette hormone n'est pas seulement sécrétée pendant l'enfance et l'adolescence. Les adultes sécrètent aussi cette hormone pendant le sommeil lent et profond. L'hormone de croissance permet la libération de facteurs de croissance (IGF-1) au niveau du foie.

Grâce à ces facteurs de croissance, les enfants et les adolescents peuvent grandir. L'hormone de croissance stimule aussi la production d'ostéoblastes, les cellules responsables de la synthèse osseuse. Chez les adultes, elle permet à la fois d'entretenir les muscles et les os.

D'autre part, l'hormone de croissance agit sur le métabolisme des graisses. Elle favorise l'utilisation de la graisse abdominale pour produire de l'énergie. C'est une des raisons qui explique pourquoi le sommeil diminue le risque de déclencher grand nombre de maladies. En effet, je vous rappelle que l'accumulation de graisse abdominale renforce l'émergence du diabète de type 2 et des maladies cardio-vasculaires.

Même si l'hormone de croissance semble être une hormone exceptionnelle, elle a aussi des limites. De nombreux sportifs ont eu recours à cette hormone sous sa forme artificielle à partir des années 1990. Malgré son effet anabolique, elle possède aussi des effets délétères sur la santé. Des chercheurs ont montré que chez les hommes de plus de 55 ans, des taux élevés d'IGF-1 sont associés à une mortalité par cancer accrue de 40%[142]. L'hormone de croissance est bonne pour la santé uniquement lorsqu'elle est sécrétée naturellement par notre corps.

Lorsque nous dormons, il n'y a pas que nos muscles qui se régénèrent. Après avoir passé une journée à se concentrer sur votre ordinateur, votre cerveau produit des déchets. En l'absence de sommeil, ces déchets sont à l'origine de la dégénérescence du système nerveux. L'incapacité du cerveau à éliminer ces déchets serait une des pistes qui expliquerait le développement de la maladie d'Alzheimer.

Avec un sommeil de bonne qualité, votre cerveau réalise un nettoyage du liquide céphalo-rachidien. C'est le système glymphatique qui s'occupe de cette mission de nettoyage. Il est dix fois plus actif pendant la nuit. Ce nettoyage permet d'éliminer les déchets produits pendant la journée. Vous vous réveillez alors le lendemain avec un cerveau régénéré.

Mis à part l'intérêt du sommeil sur la récupération et la régénérescence de nos organes, le sommeil exerce aussi une influence sur notre mémoire. Il permet d'augmenter la phase de consolidation de la mémoire à long terme. Les études scientifiques suggèrent que le sommeil lent augmenterait plutôt la mémoire déclarative (connaissances verbales) alors que le sommeil paradoxal favoriserait à la fois la mémoire procédurale (apprentissage moteur) et la mémoire déclarative[143].

En conséquence, un sommeil de qualité nous régénère et augmente notre mémoire. Il nous rend plus vif, plus créatif, plus performant et moins stressé. Il exerce donc de nombreux effets bénéfiques sur notre qualité de vie au quotidien. Nous verrons dans les prochains chapitres qu'il existe une multitude de conseils pour retrouver progressivement un bon sommeil.

Chapitre 19 : Comprendre l'effet de la lumière et de la température

Effet de la lumière le jour et la nuit

Au cours de l'évolution, les espèces se sont adaptées d'une manière différenciée en fonction du jour et de la nuit. La majorité des animaux alterne des périodes d'activité avec des périodes de repos. Cependant, seuls les vertébrés dorment. Les vertébrés nocturnes dorment le jour et s'éveillent la nuit. Les vertébrés diurnes s'éveillent le jour et dorment la nuit. Homo Sapiens est un vertébré diurne.

Pour s'adapter à l'alternance du jour et de la nuit, notre corps dispose d'une horloge interne. Les scientifiques parlent plutôt de rythme circadien. Avec ce système, le corps sécrète des hormones spécifiques à différents moments de la journée et de la nuit. Le rythme circadien est régulé par le noyau suprachiasmatique situé dans l'hypothalamus. L'hypothalamus est souvent considéré comme le chef d'orchestre des régulations physiologiques de notre organisme.

Le matin, la concentration corporelle de cortisol augmente et nous incite à nous réveiller et à être actif pendant la journée. Le fait de s'exposer à la lumière du jour le matin stimule la production de cortisol. Dans ce contexte, la production de cortisol n'est pas mauvaise pour la santé, elle favorise l'éveil et la concentration.

L'exposition à la lumière du jour, le matin, favorise aussi la diminution du taux de cortisol le soir, ce qui facilite l'endormissement. Je vous rappelle que le cortisol est mauvais uniquement lorsqu'il est sécrété de manière chronique. Le reste du temps, il nous permet d'être éveillé et attentif.

Le soir, quand la nuit arrive, la concentration de cortisol diminue et notre corps se met à sécréter de la mélatonine. La mélatonine est une hormone qui facilite un bon sommeil. Le problème, c'est que nous avons pris l'habitude d'utiliser des écrans le soir : smartphone, tablette, ordinateur et télévision.

Les écrans produisent de la lumière bleue qui possède deux inconvénients. Elle facilite la production de cortisol, ce qui nous pousse à être éveillés à un moment où nous devons aller nous coucher. Le deuxième problème de la lumière bleue, c'est qu'elle réduit la production de mélatonine.

En conséquence, les personnes qui utilisent souvent des écrans avant de dormir mettent plus de temps pour s'endormir. Ces personnes ont aussi un sommeil de plus mauvaise qualité par rapport aux personnes qui limitent les écrans. Même si cela n'est pas toujours possible, je vous conseille de réduire les écrans au moins 1h30 avant d'aller vous coucher. Avec cette technique, vous faciliterez la production naturelle de mélatonine.

La mélatonine est impliquée dans de nombreuses fonctions : amélioration du système immunitaire, normalisation de la pression artérielle, réduction de la prolifération des cellules cancéreuses, augmentation de la sensibilité à l'insuline.

Il existe des applications ainsi que des lunettes qui permettent de réduire la quantité de lumière bleue. Elles peuvent être intéressantes dans un premier temps, surtout si vous avez une forte dépendance aux écrans le soir. Une autre technique consiste à diminuer progressivement le nombre de lumières allumées dans vos pièces. L'objectif est de faire le noir total dans votre chambre.

Se coucher et se lever aux bonnes heures en réalisant des routines

En l'espace de trois générations, nous avons totalement changé nos habitudes liées au sommeil. Nos arrière-grands-parents faisaient plus correspondre leur temps de sommeil avec l'alternance du jour et de la nuit. Ainsi, ils se levaient tôt le matin et se couchaient tôt le soir. Grâce à cette habitude, leur rythme circadien fonctionnait très bien et ils dormaient facilement une à deux heures de plus que nous.

Avec le développement de l'urbanisation, notre temps de transport a augmenté et nous sacrifions de précieuses minutes de sommeil le matin. Parallèlement, le développement de l'électricité a fait entrer la lumière dans toutes nos pièces et a prolongé artificiellement la durée de nos journées. Pour couronner le tout, les nouvelles technologies sont venues stimuler nos rétines tous les soirs, retardant le moment où nous allons nous coucher.

Même s'il paraît impossible de retrouver le sommeil de nos arrière-grands-parents, nous pouvons tenter de nous inspirer de leurs habitudes pour améliorer notre sommeil. Notre rythme circadien aime la régularité depuis 200 000 ans. C'est la raison pour laquelle il est conseillé de se coucher et de se réveiller globalement aux mêmes heures.

Comme l'heure du réveil dépend de votre heure de travail, vous allez surtout pouvoir jouer sur votre heure de coucher. Il ne faut surtout pas changer brusquement votre heure de coucher car votre hypophyse n'aura pas le temps d'assimiler ce changement brutal. Si vous êtes habitué à vous endormir à minuit, vous n'arriverez pas à trouver le sommeil en vous couchant à 22h.

Quand on souhaite changer un comportement, le corps a toujours besoin de temps. C'est une des raisons qui explique l'inefficacité des régimes alimentaires. J'ai maintenant l'habitude de dire qu'il faut plusieurs mois, voire plusieurs années, pour changer notre manière de manger. C'est la même chose pour le sommeil.

Si vous allez souvent vous coucher à minuit, essayez d'aller vous coucher à 23h50 pendant un mois, puis à 23h40 le mois suivant. Si cette technique vous semble trop lente, vous pouvez essayer de diminuer de 15 minutes en 15 minutes. L'objectif est de se rapprocher progressivement des 22h (23h en été). Pourquoi 22h ? Car c'est entre 22h et 2h du matin que nous sécrétons le plus de mélatonine.

Pour améliorer la régularité de votre rythme circadien, il est intéressant de créer des routines avant d'aller vous coucher. Nous avons vu que vous pouviez jouer sur la diminution progressive de la lumière, ce qui permet à votre corps de produire moins de cortisol et plus de mélatonine.

Shawn Stevenson montre aussi l'importance de créer un sanctuaire du sommeil : « *si vous laissez votre chambre devenir un endroit où vous pratiquez toutes sortes d'activités (travail, utilisation du téléphone ou de tablettes) autres que le sommeil et le sexe, vous ne permettez pas à vos neurones d'associer ce lieu au sommeil lorsque vous y pénétrez* »[144].

Une fois que ces routines sont mises en place, vous verrez sans doute que votre temps d'endormissement va diminuer. Avec ces progrès, vous pouvez ensuite essayer d'augmenter votre temps de sommeil en jouant sur votre heure de coucher. La meilleure technique reste la technique de la progressivité.

Ainsi, le sommeil est beaucoup plus réparateur lorsqu'on se couche tôt. Je déconseille les applications qui mesurent votre temps de sommeil car cela rajoute des technologies dans votre chambre.

De plus, les ondes électromagnétiques peuvent aussi perturber le sommeil. L'utilisation du portable pour passer des appels dans son lit diminue les ondes delta pendant plus d'une heure après la fin des appels. Les ondes delta sont les ondes que nous utilisons lors du sommeil profond.

Ayez le réflexe de mettre votre portable en mode avion quand vous passez dans votre chambre. Vous pouvez même décider de le laisser à l'extérieur de votre chambre pour ne pas être tenté par un nouvel épisode de Netflix ou une dernière discussion sur Whatsapp.

Diminuez votre température corporelle avant de dormir

La température joue un rôle déterminant sur l'endormissement et la qualité du sommeil. Pour améliorer votre sommeil, il faut mettre en œuvre des stratégies qui vont permettre de diminuer la température de votre corps.

On peut jouer sur la température externe comme la température de la chambre ou la température de la douche. On peut aussi jouer sur la thermogénèse. La thermogénèse est la capacité de notre corps à produire de la chaleur. Nous produisons par exemple plus de chaleur lorsque nous sommes actifs ou lorsque nous mangeons.

Dans un premier temps, nous allons aborder l'influence de la température externe. Le premier conseil est de dormir dans une chambre fraîche où la température reste située entre 16 et 20 degrés. Dans l'idéal, il faudrait même que la température de votre chambre puisse diminuer pendant la nuit.

Souvenez-vous que notre corps est normalement adapté

pour dormir dans la nature. Or, dans la nature, la température ambiante ne reste pas constante. En reproduisant la nature, vous permettrez à votre rythme circadien d'être mieux régulé.

Même si ce n'est pas toujours facile, il vaut mieux éviter de prendre une douche chaude juste avant d'aller dormir. Si vous revenez tard le soir après le travail, prenez plutôt une douche tiède, voire légèrement froide.

Si vous êtes tendu, le bain est une bonne solution pour vous relâcher. Il vous permet aussi de diminuer la température de votre corps à condition de le prendre au moins 2h avant d'aller vous coucher. Le bain n'est pas la pratique la plus écologique, il doit rester occasionnel.

Pour éviter d'arriver dans votre lit avec un corps trop chaud, limitez la pratique sportive le soir. Il faut environ 4 à 6 heures pour que la température centrale de votre corps diminue après la réalisation d'une activité physique. Si vous n'avez pas le choix, privilégiez les activités physiques avec une intensité modérée.

Vous imaginez bien que le fait de réaliser une séance de fractionné à haute intensité (HIIT) n'est pas très recommandé juste avant d'aller vous coucher. Nous reviendrons sur l'activité physique dans le prochain chapitre pour apporter des conseils plus spécifiques sur l'amélioration du sommeil.

La seule activité physique qui est bénéfique pour dormir le soir reste le sexe. L'orgasme sexuel produit un cocktail d'hormones : ocytocine (hormone des câlins), sérotonine (hormone du bien-être), vasopressine (motivation sexuelle) et prolactine (satisfaction sexuelle). Ces hormones facilitent à la fois l'endormissement et la qualité du sommeil. Plutôt que de prendre des pilules de mélatonine, rappelez-vous que notre cerveau est capable de produire des substances naturelles bien plus puissantes.

L'alimentation a aussi une influence sur la thermogénèse. Lorsque vous mangez des aliments, ces derniers passent dans votre estomac puis dans vos intestins. Les différents processus métaboliques comme le transport, la décomposition et l'absorption des nutriments sont coûteux en énergie.

La dépense énergétique liée à la digestion représente en moyenne 10% de notre métabolisme total. La dépense énergétique est toujours associée à une production de chaleur. C'est la raison pour laquelle nous pouvons influencer notre température centrale en fonction des aliments que nous mangeons.

Cela passe à la fois par la quantité et la qualité des aliments. Nous reviendrons sur ce thème dans le chapitre suivant (chapitre 20). D'ores et déjà, vous pouvez retenir qu'un repas copieux avec des aliments durs à digérer produit plus de chaleur qu'un repas léger avec des aliments faciles à digérer.

Comment devenir un centenaire en bonne santé ?

Chapitre 20 : Mieux manger et mieux bouger pour mieux dormir

Interactions entre le syndrome métabolique et le sommeil

Dans la première partie de ce livre, nous avons vu que l'obésité et le diabète de type 2 étaient considérés comme des « maladies déclencheuses »[145]. Cela signifie que l'obésité et le diabète de type 2 peuvent être la cause d'une multitude de maladies chroniques. Même si Robert Lustig affirme que 20% des personnes obèses n'ont pas de problèmes de santé au niveau métabolique[146], il reste tout de même une grande majorité de personnes obèses ayant des anomalies métaboliques.

Pour établir des diagnostics, les médecins utilisent le concept de syndrome métabolique ou syndrome X. Ce syndrome est défini en fonction de cinq anomalies métaboliques : obésité abdominale ; hypertriglycéridémie ; HDL-cholestérol bas ; intolérance au glucose ou diabète de type 2 ; hypertension. Il faut au moins trois anomalies sur cinq pour définir un syndrome métabolique.

Ces différentes anomalies métaboliques exercent une influence négative sur la qualité du sommeil. Un lien a notamment été trouvé entre le syndrome métabolique et le syndrome d'apnées obstructives du sommeil (SAOS). Le SAOS est une pathologie chronique associée à un ronflement sévère avec des pauses respiratoires survenant pendant le sommeil.

Environ 50% des personnes obèses sont touchées par le SAOS[147]. L'excès de graisse accumulée au niveau du cou, du pharynx et du ventre empêche l'air de bien passer et entraîne en conséquence des apnées totales ou partielles. Ces apnées désorganisent le sommeil, ce qui limite la récupération. Les personnes qui souffrent d'apnées du sommeil sont généralement plus fatiguées, moins concentrées et présentent plus de troubles de l'humeur.

Le plus grave, c'est que les apnées du sommeil amplifient les différentes anomalies qui caractérisent le syndrome métabolique. Par exemple, une personne obèse non diabétique augmente le risque de devenir diabétique avec les apnées du sommeil. Celles-ci provoquent un sommeil fractionné qui dérègle la glycémie.

Avec les apnées du sommeil, les personnes diabétiques ont plus de risque de devenir obèses. La mauvaise qualité du sommeil diminue la sécrétion de la leptine. Je vous rappelle que la leptine correspond à l'hormone de la satiété, elle nous permet de savoir que nous avons assez mangé.

En parallèle, la mauvaise qualité du sommeil augmente la sécrétion d'insuline et de ghréline, deux hormones qui augmentent la faim. Les personnes deviennent à la fois affamées et insensibles à la sensation de satiété. Le problème ne s'arrête pas là puisque les apnées du sommeil entraînent une élévation de la concentration de cortisol. Le cortisol amplifie l'appétence pour les produits sucrés.

Tous les ingrédients sont réunis pour favoriser le surpoids et l'obésité. Les personnes se retrouvent dans un cercle vicieux. Le sommeil de mauvaise qualité entraîne de l'obésité qui elle-même entraîne des troubles du sommeil. Les différentes anomalies métaboliques et les différentes pathologies s'influencent mutuellement. Le problème devient systémique.

Importance d'une alimentation équilibrée pour retrouver le sommeil

Pour sortir de ce cercle vicieux et retrouver le sommeil, la qualité de l'alimentation reste déterminante. Elle agit efficacement sur les différents mécanismes qui limitent la production de matière grasse viscérale. La perte de poids doit être considérée comme un objectif prioritaire en cas de troubles du sommeil.

L'alimentation équilibrée permet de mieux réguler les concentrations d'insuline, de leptine, de ghréline, de cortisol ou de sérotonine. Grâce à ces régulations, la matière grasse viscérale diminue et reconduit l'organisme dans un cercle vertueux avec une amélioration du sommeil.

Dans le chapitre 2, nous avons montré l'importance de prendre soin de notre microbiote intestinal (flore intestinale) pour notre santé. Je vous rappelle que le microbiote correspond à l'ensemble des micro-organismes qui cohabitent en symbiose avec notre corps. Parmi ces micro-organismes, qui pèsent quasiment deux kilos, on retrouve des bactéries, des virus, des parasites et des champignons. Ils sont en majorité non pathogènes. Notre santé dépend en bonne partie de la santé de notre microbiote intestinal.

L'alimentation est un des facteurs qui influence le plus la qualité de notre microbiote. Lorsqu'on mange des produits ultra-transformés riches en sucre et en mauvaises graisses, on déséquilibre la flore intestinale. Les bactéries pathogènes prennent le dessus sur les bonnes bactéries.

Selon l'Inserm : « *le diabète et l'obésité ont une origine multifactorielle, à la fois génétique, nutritionnelle et environnementale. La part respective de chacun de ces facteurs est variable d'un individu à l'autre et les mécanismes moléculaires incriminant chacun d'entre eux restent à décrire précisément. Cependant on sait que ces maladies métaboliques sont caractérisées par une inflammation chronique dans laquelle le microbiote est impliqué »*[148].

Les études scientifiques s'accumulent sur les effets du microbiote. Des chercheurs ont par exemple montré chez les animaux qu'un déséquilibre de la flore intestinale pouvait augmenter le risque d'apnées du sommeil[149].

D'autres scientifiques ont montré que, chez les rats, la consommation de prébiotiques (fibres alimentaires) améliorait la qualité du sommeil[150]. Même s'il faut toujours rester vigilant sur l'extrapolation de ce type de résultats sur l'homme, ces recherches mettent en valeur un lien entre l'alimentation et le sommeil.

Pour favoriser votre sommeil, vous pouvez aussi consommer certains aliments riches en tryptophane. Le tryptophane est un acide aminé (constituant des protéines) qui se transforme en sérotonine au niveau du cerveau. La sérotonine n'est pas uniquement destinée à réguler l'humeur, elle peut aussi se synthétiser en mélatonine, la fameuse hormone du sommeil. Il existe de nombreux aliments riches en tryptophane comme les légumineuses, les graines, les bananes, le persil, le soja ou la morue.

Avant de vous concentrer sur les aliments riches en tryptophane, je vous rappelle que l'amélioration du sommeil sera surtout effective si vous perdez de la matière grasse viscérale. Pour atteindre cet objectif, limitez les produits transformés et augmentez la part de végétaux (si possible biologiques) dans votre alimentation.

Effet de la caféine et de l'alcool sur le sommeil

Lorsque nous parlons de l'alimentation et du sommeil, nous sommes obligés d'aborder le thème de la caféine et de l'alcool. Le café est la deuxième boisson la plus consommée au monde après l'eau. Environ deux habitants sur trois de la planète consomment du café.

Contrairement à une idée reçue, la caféine n'est pas seulement présente dans le café. On la retrouve aussi dans le thé sous la forme de théine mais la molécule reste la même. Cependant, en fonction des boissons, on retrouve généralement deux à cinq fois plus de caféine dans le café par rapport au thé.

Le café et le thé sont très intéressants pour leur teneur en antioxydants, ce qui permet de lutter contre les fameux radicaux libres. Toutefois, il faut garder à l'esprit que le café et le thé sont intéressants à condition de ne pas rajouter du sucre. Par exemple, le Frappuccino de Starbucks contient 17 morceaux de sucre, de quoi nous rendre totalement accros. Si vous êtes habitué au sucre, diminuez progressivement la dose en fonction de votre appétence à celui-ci.

D'autre part, il faut garder à l'esprit que la caféine est un puissant stimulant du système nerveux qui reste longtemps dans votre organisme. Le fait de boire du café l'après-midi ou le soir perturbe l'endormissement et la qualité du sommeil.

La caféine entraîne la sécrétion d'adrénaline et de cortisol, deux hormones anti-sommeil. Il perturbe aussi la sécrétion de mélatonine et d'adénosine, deux substances qui facilitent le sommeil.

En conséquence, il est conseillé de ne pas boire de café après 14 heures afin de laisser à votre corps le temps d'éliminer la majorité de la caféine. Si vous êtes carencé en fer, il est aussi déconseillé de boire trop de thé. En effet le thé a tendance à limiter l'absorption du fer. Soyez donc vigilant si vous êtes végétarien ou enceinte.

En parallèle des boissons caféinées, l'alcool est aussi une boisson qui est très consommée dans le monde. Un Européen consomme en moyenne 10,3 litres d'alcool pur par an. Toutes les boissons alcoolisées ne se valent pas. Il y a par exemple une grande différence entre le vin rouge et les autres alcools.

Le vin rouge, très consommé en France, possède des antioxydants très bons pour la santé. Quand la consommation est limitée à un ou deux verres par jour, les polyphénols du vin rouge permettent de fluidifier le sang et de réduire le risque de maladies cardio-vasculaires.

La bière n'a pas les mêmes vertus, bien au contraire. Le fait de remplacer un verre de bière par un verre d'eau réduit de 20% le risque d'obésité[151]. La bière a le même effet que les sodas sucrés. En France, l'alcool représente la 2ème cause de décès prématuré. L'Inserm rappelle que l'alcool est responsable de plus de 200 maladies et atteintes diverses[152]. Les centenaires de la communauté de Loma Linda en Californie ont la particularité de ne pas fumer et de ne pas boire d'alcool.

En ce qui concerne le sommeil, l'alcool représente une fausse bonne idée. Même si l'alcool facilite l'endormissement, elle perturbe la qualité du sommeil. Lorsque vous buvez de l'alcool, vous augmentez les concentrations d'adénosine, un neurotransmetteur qui incite à dormir. Cependant, cette augmentation artificielle de l'adénosine perturbe l'équilibre du sommeil.

Les effets de l'alcool sont encore plus délétères lorsqu'il est associé aux boissons énergisantes riches en caféine[153]. Les boissons caféinées augmentent la consommation d'alcool ainsi que la rapidité de la consommation.

Influence de l'activité physique sur le sommeil

L'activité physique facilite l'endormissement, le temps de sommeil et la qualité du sommeil (accentuation de la profondeur du sommeil). Malgré ces bénéfices, l'activité physique peut aussi altérer le sommeil. Nous avons vu dans le chapitre précédent la nécessité de diminuer la température corporelle avant de se coucher. Or, lorsque l'activité physique est trop rapprochée de l'heure du coucher, le corps n'a pas le temps de bien se refroidir.

Je vous rappelle qu'il faut 4 à 6 heures pour que la température centrale de votre corps diminue après une séance de sport. Il est donc recommandé de laisser au moins 3 heures d'intervalle entre la fin de l'activité sportive et l'heure du coucher.

Au cours de la journée, notre cerveau atteint souvent son pic de température vers 18h. Le centre du sommeil CENAS explique bien ce processus : « *selon que la pratique a lieu avant ou après le pic de température du cerveau, le sport va modifier le cycle circadien en retardant ou en avançant la phase de refroidissement. Par exemple, une activité sportive pratiquée dans la matinée risque d'avancer le moment où la température corporelle est minimale, ce qui fatiguera le sportif plus tôt qu'à son habitude* »[154].

Pour le Dr Marc Rey, le sport ne facilite pas le sommeil uniquement s'il est réalisé le matin[155]. Selon ce neurologue, le sport en fin de journée permet d'évacuer le stress emmagasiné pendant la journée. Les sécrétions de sérotonine et d'endorphines viennent réguler les concentrations de cortisol. Les endorphines relâchent les tensions musculaires et favorisent l'endormissement. La sérotonine, véritable chef d'orchestre du sommeil, facilite les différentes phases du sommeil : endormissement, qualité des phases lentes et paradoxales.

Les activités sportives n'ont pas toutes le même impact sur le sommeil. Le Dr François Duforez recommande de réaliser des activités d'endurance (course à pied, vélo, rameur) pour faciliter l'endormissement. La durée peut dépasser 45 minutes et l'activité peut être réalisée à la fois sous forme continue ou fractionnée.

Ces activités sont intéressantes pour l'endormissement car elles ne demandent pas une grande concentration. Les activités comme les sports collectifs ou les sports de raquettes demandent plus de vigilance, ce qui allonge le temps d'endormissement. Pour ces activités, il est conseillé d'effectuer un retour au calme avec un temps de relaxation musculaire.

Ne vous inquiétez pas si vous n'avez pas la possibilité de faire du sport le matin et que vous êtes obligé d'en faire le soir. Même si votre temps d'endormissement peut être prolongé, vous conserverez une bonne partie des bénéfices du sport sur la qualité de votre sommeil.

Même si nous partageons la même espèce, nous réagissons toutes et tous d'une manière très différente par rapport à l'alimentation, à l'activité physique et au sommeil. C'est à vous d'expérimenter différents paramètres : type d'activité, durée de l'exercice, intensité, intervalle avant l'heure du coucher... En fonction de votre récupération ou de votre fatigue les jours suivants, vous allez progressivement trouver la combinaison qui vous correspond le mieux.

Chapitre 21 : Mieux gérer son stress pour mieux dormir

Intérêt des techniques mentales pour mieux dormir

Dans le chapitre 16, nous avons vu que cinq schémas de pensée raccourcissaient nos télomères : l'hostilité cynique, le pessimisme, le vagabondage mental, la rumination et la répression mentale. Lorsque nous allons nous coucher le soir avec des préoccupations liées au travail ou à la vie personnelle, nous utilisons le mode du vagabondage mental.

Le vagabondage mental s'apparente à des bavardages mentaux. C'est la fameuse petite voix dans notre tête qui repense aux événements stressants de la journée et qui projette les événements stressants du lendemain. Le vagabondage mental ne facilite pas l'endormissement. Pour mieux comprendre les raisons de ce phénomène, il est intéressant de décrire les différentes fréquences du cerveau.

Lorsque nous réalisons une activité mentale intense comme la résolution d'un problème ou lorsque nous sommes en phase créative, notre cerveau est caractérisé par des ondes gamma (40 Hz). En état de veille, notre cerveau produit surtout des ondes bêta (12 à 30 Hz). L'éveil calme et la relaxation légère sont caractérisés par des ondes plus lentes, les ondes alpha (8 à 12 Hz).

La relaxation profonde, le sommeil lent léger et le sommeil paradoxal ont en commun les ondes thêta (4 à 8 Hz). La méditation profonde permet aussi de faire vibrer le cerveau avec ces faibles fréquences. Enfin, le sommeil profond possède les ondes cérébrales les plus lentes, les ondes delta (1 à 3 Hz). Les personnes qui ont une grande expérience de la méditation peuvent aussi atteindre ces fréquences.

Ainsi, on peut voir qu'il existe un parallèle entre les ondes cérébrales du sommeil et les ondes cérébrales liées à l'état méditatif. Pour favoriser l'endormissement, il est utile de passer d'un mode bêta à un mode alpha. Malheureusement, les bavardages mentaux nous maintiennent en ondes bêta.

Grâce à la méditation de pleine conscience, vous pouvez prendre conscience de votre flux de pensées. L'idée n'est pas d'essayer de contrôler ce flux mais plutôt de l'observer sans jugement. La méditation pleine conscience fait aussi appel à des exercices de respiration.

La conscientisation de la respiration exerce des effets très bénéfiques sur l'activation du système parasympatique. Le système parasympatique nous permet de nous relâcher et d'entrer plus facilement en ondes alpha, ce qui facilite l'endormissement. De nombreuses vidéos sur Youtube vous permettent d'apprendre à contrôler votre respiration et à prendre conscience de vos pensées. Je vous conseille notamment les vidéos et les livres du psychiatre Christophe André.

Dans le domaine des techniques mentales, l'hypnose et l'autohypnose sont aussi fortement recommandées pour retrouver un bon sommeil. L'hypnose apprend à notre conscience à lâcher prise et à instaurer un dialogue avec notre inconscient. Avec le passage de la cognition à la sensorialité, il est possible de limiter nos bavardages mentaux. Pour découvrir plus en profondeur l'univers passionnant de l'hypnose, je vous recommande les ouvrages de Grégory Tosti[156], Kevin Finel[157] ou Olivier Laruelle[158].

Grâce aux techniques mentales, il est donc possible d'atteindre des états de relaxation favorables à l'endormissement et à l'augmentation de la qualité du sommeil. Le grand intérêt de ces pratiques, c'est qu'elles peuvent être apprises assez rapidement. Quelques séances suffisent pour comprendre les techniques qui permettent de retrouver notre sensorialité.

Sommeil et médecines traditionnelles

Dans le chapitre 15, nous avons montré dans quelle mesure les médecines traditionnelles (médecine chinoise, médecine ayurvédique, naturopathie) pouvaient être intéressantes dans leur complémentarité avec la médecine moderne. Dans le cadre du sommeil, les médecines traditionnelles apportent aussi des solutions intéressantes.

Les massages sont souvent mis en avant pour améliorer le sommeil. Même si les techniques varient en fonction des médecines traditionnelles, la finalité reste la même. Les massages permettent de diminuer la concentration de cortisol et d'augmenter la concentration de sérotonine. Si votre conjoint(e) vous masse, vous allez bénéficier de la libération d'ocytocine, l'hormone des câlins.

Tout comme les techniques mentales, les massages activent le système nerveux parasympathique, ce qui améliore l'état de relaxation favorable à l'endormissement. Le deuxième point commun, c'est que les massages favorisent aussi les ondes delta du sommeil profond. Ils agissent donc à la fois sur l'endormissement et la qualité du sommeil.

Si vous n'avez pas la possibilité de vous faire masser par quelqu'un, vous pouvez réaliser des automassages sur les « *trigger points* » (chapitre 15). Le Dr Starrett et Jill Miller recommandent aussi la technique de l'écrasement abdominal[159]. Cette technique consiste à faire rouler un ballon souple sur son ventre. Le ventre doit alterner des phases de contraction et de relâchement. Grâce à cette technique, le nerf vague est stimulé, ce qui active le système nerveux parasympathique.

Pour favoriser l'effet des massages, vous pouvez aussi recourir aux huiles essentielles. Je vous rappelle que les huiles essentielles peuvent être utilisées de différentes manières : voie orale, application cutanée, bain aromatique ou diffusion atmosphérique.

Parmi les huiles les plus reconnues pour faciliter le sommeil, on retrouve le basilic, la camomille, la lavande, la sauge sclarée et la marjolaine[160]. L'huile essentielle de basilic est indiquée pour traiter les angoisses et les insomnies. L'huile essentielle de camomille est une huile qui permet de calmer la nervosité, ce qui facilite la relaxation. Les huiles essentielles de lavande et de sauge sclarée améliorent l'endormissement. Enfin, l'huile essentielle de marjolaine est une huile qui apaise le stress.

Les tisanes représentent aussi une alternative. Parmi les plantes qui favorisent le sommeil, on retrouve l'aubépine, le tilleul, la valériane, la mélisse ou la camomille. Evitez de prendre une tisane juste avant d'aller dormir. Vous risquez à la fois d'augmenter la température de votre corps et de vous lever pendant la nuit pour aller uriner.

Quelles que soient les techniques que vous utilisez, l'idée est de créer une routine qui va vous permettre de vous apaiser physiquement et mentalement. La médecine traditionnelle chinoise recommande par exemple la règle du « *penser peu, parler peu et manger peu* ». Grâce à cette méthode, votre corps comprend que c'est le moment de dormir et vous tomberez plus facilement dans les bras de Morphée.

Limites des somnifères

Depuis quelques années, les somnifères sont pointés du doigt par certains médecins. Les somnifères sont des médicaments qui sont administrés pour favoriser l'endormissement. Ils regroupent deux grandes catégories de médicaments : les hypnotiques, qui favorisent le sommeil, et les anxiolytiques, qui diminuent l'anxiété. Ces deux catégories de médicaments ont en commun la présence de benzodiazépines.

Pour Patrick Lemoine, psychiatre spécialiste du sommeil, les somnifères à base de benzodiazépines représentent un véritable danger. Ils provoquent des apnées du sommeil, ce qui augmente le risque de déclencher des maladies cardio-vasculaires[161].

D'autre part, les benzodiazépines agissent comme de véritables psychostimulants. Cela favorise les troubles de la vigilance et les troubles de la mémoire. Quand ils sont pris régulièrement, ils présentent des risques élevés de dépendance et de mortalité. Une étude a révélé que la prise prolongée de benzodiazépines multipliait par deux le risque de mortalité précoce[162].

Dans une étude qu'il a menée, Patrick Lemoine a montré que les séniors en manque de sommeil pouvaient bénéficier de l'administration de mélatonine, la fameuse hormone du sommeil[163]. La grande différence par rapport aux autres études sur la mélatonine, c'est que la dose administrée était une dose à libération contrôlée.

« L'hormone est ingérée en une seule prise mais elle est diffusée dans le sang toute la nuit avec un pic qui imite le cycle naturel d'une personne qui la sécrète normalement […] Cependant, elle est peu ou pas

efficace chez les personnes de moins de 50 ans qui ont une sécrétion de mélatonine normale. Les effets secondaires existent mais sont très minimes et sans risque. Contrairement aux hypnotiques, la mélatonine ne provoque pas de dépendance après l'arrêt du traitement mais peut en revanche provoquer des migraines »[164].

Même si la mélatonine est aujourd'hui commercialisée un peu partout dans le monde, il ne faut pas oublier que notre glande pinéale (épiphyse) la sécrète naturellement. Avant de prendre de la mélatonine, rappelez-vous que de nombreuses techniques permettent de la sécréter : diminuer la consommation de caféine, diminuer l'exposition aux écrans, se lever à des heures régulières, faire des activités apaisantes le soir…

En conséquence, si vous avez plus de 50 ans et que vous n'arrivez toujours pas à trouver le sommeil en suivant ces conseils, vous pouvez aller voir votre médecin. Celui-ci vous prescrira le bon dosage de mélatonine. Même si la mélatonine est aujourd'hui disponible sans ordonnance, il est préférable de consulter son médecin généraliste pour bien doser ce type de substance.

Si votre médecin vous recommande des somnifères à base de benzodiazépines, changez de médecin. Les médecins spécialisés en naturopathie sont souvent les plus expérimentés pour vous permettre de retrouver le sommeil avec les processus les plus naturels.

De plus en plus de médecins issus de la médecine moderne s'intéressent aux médecines traditionnelles. Ces deux types de médecine sont très complémentaires. Elles permettent aux médecins modernes de revenir à une médecine plus humaine, plus naturelle où la pharmacopée n'est plus le seul moyen de guérir.

Conclusion

Comment devenir un centenaire en bonne santé ?

A travers ce livre, j'ai tenté de vous montrer que votre espérance de vie en bonne santé était entre vos mains. Nous savons aujourd'hui que nous pouvons contrôler 70% de nos gènes grâce à l'environnement (alimentation, activité physique, gestion du stress, sommeil). Tout n'est donc pas déterminé à la naissance.

Pour améliorer la qualité de votre alimentation, il est nécessaire de prendre conscience des dégâts provoqués par les produits industriels ultra-transformés. Ces aliments produisent des pics d'insuline qui provoquent une accumulation de la matière grasse viscérale. Cette accumulation de matière grasse engendre la plupart des maladies de civilisation (maladies cardio-vasculaires, cancer, diabète de type 2, maladies neurodégénératives).

Pour chouchouter vos intestins et augmenter votre espérance de vie en bonne santé, il vaut mieux privilégier une alimentation végétale peu transformée avec le minimum de pesticides. Choisissez des protéines végétales et/ou animales de bonne qualité pour bien entretenir votre masse musculaire. Souvenez-vous que les graisses ne sont pas vos ennemies. Il faut juste savoir les équilibrer et augmenter la part des oméga 3.

Pour devenir un centenaire en bonne santé, l'alimentation ne peut pas se concevoir sans l'activité physique. Avant de vous remettre au sport, rappelez-vous que le simple fait d'être debout et de marcher diminue le risque de mortalité. Si vous pratiquez une activité physique sportive, celle-ci vous permettra de prévenir l'ensemble des maladies de civilisation. Le sport a la capacité de sécréter des substances essentielles pour notre santé : sérotonine, endorphines, myokines…

Pour tenir dans la durée, il est essentiel de prendre du plaisir lorsque vous réalisez une activité physique. Si vous réalisez une activité uniquement pour vous maintenir en bonne santé, vous arrêterez sûrement au bout de quelques mois. On retrouve un parallèle avec les personnes qui suivent un régime hypocalorique. Ce type de régime entraîne des frustrations qui vont à l'encontre du plaisir de manger.

Contrairement à nos ancêtres qui ne connaissaient que le stress aigu pour fuir des prédateurs, nous sommes aujourd'hui confrontés au stress chronique. Ce stress raccourcit les bouchons de nos chromosomes, ce qui accélère notre vieillissement. Dans ce contexte, les techniques mentales, les médecines alternatives et les psychothérapies semblent offrir des solutions pour prolonger notre espérance de vie en bonne santé.

Enfin, le sommeil apparaît comme la pierre angulaire de notre longévité. Le sommeil est une clé indispensable pour régénérer nos organes pendant la nuit. Malheureusement, les nouvelles technologies nous empêchent de produire les bonnes hormones au bon moment pour faciliter l'endormissement. En plus de limiter les écrans, il est essentiel de prendre conscience que l'alimentation, l'activité physique et la gestion du stress peuvent améliorer la qualité du sommeil.

Dans cet ouvrage, j'ai aussi abordé les dérives liées à la recherche de la bonne santé. Cette recherche peut mener à une obsession du bien-manger, ce que l'on nomme l'orthorexie. Les 10 000 pas par jour peuvent provoquer un effet anxiogène lorsque nous ne sommes pas en mesure de les réaliser. Il est donc parfois nécessaire de prendre un peu de recul sur l'ensemble de ces recommandations pour éviter de culpabiliser. De nombreuses méthodes naturelles existent pour reprendre sa santé en main. Loin de moi l'idée de critiquer la médecine moderne, je cherche avant tout à rappeler que l'origine des maladies de civilisation est liée à l'environnement. Prenez soin de vous !

Bibliographie

[1] Observatoire des inégalités. (2018). *Les inégalités d'espérance*

[2] OMS. (2015). *Rapport des Statistiques sanitaires mondiales.* Genève.

[3] Banque mondiale. (2016). *Rapport annuel.* Washington.

[4] INSEE. (Nov 2016). 21 000 centenaires en 2016 en France, 270 000 en 2070 ?

[5] DREES. (2018). *Les Français vivent plus longtemps, mais leur espérance de vie en bonne santé reste stable.* Paris: Etudes et Résultats.

[6] OMS. (2018). *Global Health Estimastes 2016.* Genève.

[7] Zouaz. (2017). *The Hox proteins Ubx and AbdA collaborate with the transcription pausing factor M1BP to regulate gene transcription.* En ligne: EMBO Journal.

[8] Buettner. (2016). *The blue zones solution.* New York Times.

[9] OMS. (1946). *Préambule à la Constitution de l'Organisation mondiale de la Santé.* New York : Actes officiels de l'Organisation mondiale de la Santé.

[10] Blackburn. (2017). *L'effet télomère.* Guy Trédaniel.

[11] Lindeberg. (2012). Palealithic diets as a model for prevention and treatment of Western disease.

[12] Gurven. (2007). *Longevity among hunter-gatherers.* Population and Development Review.

---

[13] Fardet, A. (2017). *Halte aux aliments ultra transformés. Mangeons vrai.* Editions Thierry Souccar.

[14] De Lorgeril. (2008). *Cholestérol mensonges et propagande.* Thierry Souccar Editions.

[15] American Association fon Cancer Research. (2011). Transforming Patient Care Through Innovation. *Cancer Progress Report* .

[16] Fardet, A. (2017). *Halte aux aliments ultra transformés. Mangeons vrai.* Editions Thierry Souccar.

[17] Fardet. (2014). Une approche holistique pour étudier les relations entre maladies chroniques et métabolismes dérégulés associés. *Nutritions et Endocrinologies.*

[18] Kaplan. (2015). *Paléobiotique : Changez radicalement d'alimentation, mangez comme vos ancêtres, sauvez votre microbiote.* Editions Thierry Souccar.

[19] Lustig. (2017). *Sucre : l'amère vérité.* Edition Thierry Souccar.

[20] De Lorgeril. (2008). *Cholestérol mensonges et propagande.* Thierry Souccar Editions.

[21] Poirier. (2018). Prévenir Alzheimer est-il possible ? *La Recherche.*

[22] Duval. (2015). *Le guide des aliments contre les idées reçues.* Le Cherche midi.

[23] Santé Log. (2011). *Cancer du sein : Un polyphénol du vin rouge démontre son efficacité anti-tumorale.*

https://www.santelog.com/actualites/cancer-du-sein-un-polyphenol-du-vin-rouge-demontre-son-efficacite-anti-tumorale

[24] Lustig. (2017). *Sucre : l'amère vérité.* Edition Thierry Souccar.

[25] Margulis. (2004). Causes of deforestation of the Brazilian Amazon. *World Bank Working Paper* (22).

[26] Greenpeace. (2019). *Amazonie : un inestimable patrimoine écologique en danger.*

[27] Hallmann. (2017). More than 75 percent decline over 27 years in total flying insect biomass in protected areas. *Plos One.*

[28] IPCC. (2014). Climate Change 2014: Mitigation of Climate Change. *Cambridge University Press.*

[29] Servigne. (2015). *Comment tout peut s'effondrer.* Seuil.

[30] Kantarworldpanel. (2016). https://www.kantarworldpanel.com

[31] CREDOC. (2018). Comportements et consommations alimentaires des Français.

[32] Orlich. (2013). Vegetarian dietary patterns and mortality in Adventist Health Study 2. *JAMA Intern Med.*

[33] Plumey. (2014). *Le grand livre de l'alimentation.* Eyrolles.

[34] Le Cheminant. (2017). A randomized controlled trial to study the effects of breakfast on energy intake, physical activity, and body fat in women who are nonhabitual breakfast eaters. *Appetite ,* 44-51.

[35] Kaplan. (2015). *Paléobiotique : Changez radicalement d'alimentation, mangez comme vos ancêtres, sauvez votre microbiote.* Editions Thierry Souccar.

[36] Venesson. (2013). *Gluten : comment le blé moderne nous intoxique.* Thierry Souccar.

[37] Fardet. (2014). Une approche holistique pour étudier les relations entre maladies chroniques et métabolismes dérégulés associés. *Nutritions et Endocrinologies.*

[38] Longo. (2018). *Le Régime de longévité.* Actes Sud.

[39] Monnier. (2013). L'échec des régimes amaigrissants. Une fatalité prévisible ? Pourquoi ? *Médecine des Maladies Métaboliques* , 132-138.

[40] Lustig. (2017). *Sucre : l'amère vérité.* Edition Thierry Souccar.

[41] Corporate Europe Observatory. (2017). *The European Food Safety Authority (EFSA) will probably fail, again, to become independent from the food industry.*

[42] Psychomédia. (2016). *Coca-Cola et Pepsi : 96 organismes de santé américains en conflits d'intérêts.* http://www.psychomedia.qc.ca/sante/2016-10-10/boissons-gazeuses-sante-publique-conflits-d-interets

[43] Lesser. (2007). Relationship between funding source and conclusion among nutrition-related scientific articles. *PLoS Med.*

[44] Cordain. (1997). Evolutionary aspects of exercise. *World Rev Nutr Diet* , 49-60.

[45] Carré. (2013). *Danger sédentarité. Vivre plus en bougeant plus.* Le Cherche-Midi.

[46] Molnar. (2000). Physical activity in relation to overweight and obesity in children and adolescents. *European Journal of Pediatrics*, *159*, S45–S55.

[47] Patel. (2010). Leisure time spent sitting in relation to total mortality in a prospective cohort of US adults. *Am J Epidemiol.* 419-29.

[48] ARTE. (2018). *En Finlande, on améliore le bien-être des enfants.* [Film].

[49] Chakravarthy. (2004). Eating, exercise, and "thrifty" genotypes: connecting the dots toward an evolutionary understanding of modern chronic diseases. *J Appl Physiol.* 96:3-10.

[50] Wendy. (2014). Comparing population attributable risks for heart disease across the adult lifespan in women. *Br J Sports Med.*

[51] Lamonte. (2005). Physical activity and diabetes prevention. *J Appl Physiol*, 1205-1213.

[52] Suter. (1990). Effects of self- monitored jogging on physical fitness, blood pressure and serum lipis. *Int J Sports Med*, 425-432.

[53] Schmid. (2014). Television Viewing and Time Spent Sedentary in Relation to Cancer Risk. *Journal of the National Cancer Institute, 106*.

[54] Jourard. (1980). *Helthy personality.* Macmillan Pub Co.

[55] Teychenne. (2015). The association between sedentary behaviour and risk of anxiety. *BMC Public Health*, 513.

[56] Nes. (2011). Estimating V·O 2peak from a nonexercise prediction model. *Med Sci Sports Exerc.*

[57] Antero-Jacquemin. (2018). The heart of the matter: years-saved from cardiovascular and cancer deaths in an elite athlete cohort with over a century of follow-up. *European Journal of Epidemiology* , 531-543.

[58] Knowler. (2002). Reduction in the incidence of type 2 diabetes with lifestyle intervention or met- formin. *N Engl J Med* , 393-403.

[59] Rottensteiner. (2015). Physical activity, fitness, glucose homeostasis, and brain morphology in twins. *Sci Sports Exerc*, 509-18.

[60] Kin. (2016). *Entrainement par intervalles ou en continu?* https://www.drkin.com/2016/06/16/intervalles-continu/

[61] Ziane. (2015). *L'entraînement polarisé : intérêts et limites.* https://www.valdemarne.fr/newsletters/lettre-sport-sante-et-preparation-physique/lentrainement-polarise-interets-et-limites

[62] Ioannidis. (2009). Relation between fractures and mortality. *CMAJ* , 265-271.

[63] Popineau. (15 de 7 de 2013). *Activité physique et ostéoporose.* https://www.irbms.com/activite-physique-et-osteoporose/

[64] Coia, Venesson. (2018). *Le guide de la musculation au naturel.* Thierry Souccar.

[65] Delavier. (2009). *La Méthode Delavier de musculation chez soi.* Vigot.

[66] Carrio. (2010). *Savoir s'étirer.* Thierry Souccar.

[67] Tabata. (1996). Effects of moderate-intensity endurance and high-intensity intermittent training on anaerobic capacity and VO2max. *Med Sci Sports Exerc.* , 1327-30.

[68] Tremblay. (1994). Impact of exercise intensity on body fatness and skeletal muscle metabolism. *Metabolism*, 814-8.

[69] Heydari. (2012). The effect of high-intensity intermittent exercise on body composition of overweight young males. *J Obes.*

[70] Young. (2007). How to increase serotonin in the human brain without drugs ? *J Psychiatry Neurosci.* , 394–399.

[71] Salmon. (2001). Effects of physical exercise on anxiety, depression, and sensitivity to stress: a unifying theory. *Clin Psychol Rev* , 33-61.

[72] Lustig. (2017). *The Hacking of the American Mind.* Penguin.

[73] OMS. (1948). Préambule à la Constitution de l'Organisation mondiale de la Santé. *Actes officiels de l'Organisation mondiale de la Santé.* New-York.

[74] Narme. (2010). Vers une approche neuropsychologique de l'empathie. *Neuropsychologie*, 292-298.

[75] Carr. (2003). Neural mechanisms of empathy in humans : A relay from neural systems for imitation to limbic areas. *Proc Nat Acad Sci USA* , 5497-502.

[76] Zanna. (2013). La douleur physique partagée au bénéfice de l'empathie. *Enfance* , 181-195.

[77] Kuhn. (2012). *Nutrition de l'endurance.* Thierry Souccar.

[78] Venesson. (2011). *Nutrition de la force.* Thierry Souccar.

[79] Coia. (2015). *Quand manger en musculation ?* Superphysique : https://www.superphysique.org/articles/4324

[80] Jackson. (2018). Exercise training and weight loss, not always a happy marriage. *Appl Physiol Nutr Metab* , 363-370.

[81] Shaw. (2006). Exercice for overweight or obesity. *Cochrane database syst rev* .

[82] Taubes. (2015). *Pourquoi on grossit ?* Thierry Souccar.

[83] Lustig. (2017). *Sucre : l'amère vérité.* Edition Thierry Souccar.

[84] Vigarello. (2014). *Histoire de la beauté.* Points.

[85] Grenapin. (2017). *Futurapolis : aux origines de la dictature de la beauté.* Le Point : https://www.lepoint.fr/societe/futurapolis-aux-origines-de-la-dictature-de-la-beaute-14-10-2017-2164582_23.php

[86] Yu. (1998). Is beauty in the eye of the beholder ? *Nature* (396), 321-322.

[87] Amadieu. (2002). *Le poids des apparences.* Odile Jacob.

[88] Rochepault. (2018). *Le fitness, première activité sportive européenne.* https://www.stadline.com/marche-fitness-sante-2018/

[89] Spicer. (2016). *Le syndrome du bien-être.* L'échapée.

[90] Bishop. (2003). Performance changes following active warm up and how to structure the warm up. *Sport Med* , 483-98.

[91] Safran. (1988). The role of warming up in muscular injury prevention. *Am J Sports Med* , 123-9.

[92] Prentice. (1983). A comparaison of static stretching and PNF stretching for improving hip joint flexibility. *Athletic training*, 18.

[93] Moore. (1980). Electromyographic investigation of muscle stretching techniques. *Med Sci Sports Exerc.* 332-339.

[94] Arte. (2016). *Quelques chiffres pour mieux comprendre le marché du dopage.* https://info.arte.tv/fr/le-dopage-en-quelques-chiffres

[95] Vedrenne. (2012). *800 morts subites de sportifs tous les ans.* Europe 1 : https://www.europe1.fr/societe/800-morts-subites-de-sportifs-tous-les-ans-371694

[96] ANSM. (2014). *Rapport d'activité.*

[97] Smith. (1776). *La richesse des nations.*

[98] Marx. (1867). *Le capital.*

[99] Mauroux. (2016). *Chiffres clés sur les conditions de travail et la santé au travail.* DARES.

[100] Kluft (2018). *Le burn-out est l'expression de l'évolution du monde du travail.* http://sante.lefigaro.fr/article/-le-burn-out-est-l-expression-de-l-evolution-du-monde-du-travail-/

[101] Paugam. (2016). Des liens sociaux plus fragiles. *Sciences Humaines.*

[102] Cusset. (2006). Les évolutions du lien social, un état des lieux. *Horizons stratégiques.* 21-36.

[103] Arbouville. (2003). Évolutions démographiques et familiales en France . *Revue des politiques sociales et familiales*, 74-78.

[104] Ehrenberg. (1998). *La fatigue d'être soi.* Odile Jacob.

[105] Laborde. (2017). *Les étonnantes vertus de la méditation.* [Film].

[106] Blackburn. (2017). *L'effet télomère.* Guy Trédaniel.

[107] Chételat. (2017). Reduced age-associated brain changes in expert meditators. *Scientific reports.*

[108] André. (2014). *Je médite jour après jour.* Iconoclaste.

[109] Tosti. (2015). *Le grand livre de l'hypnose.* Eyrolles.

[110] Roustang. (2003). *Qu'est-ce que l'hypnose ?* Minuit.

[111] Finel. (2004). *Autohypnose : un manuel pour votre cerveau.* (L'Originel, Ed.)

[112] Pagani. (2012). Neurobiological Correlates of EMDR Monitoring. *Max Planck Institute of Psychiatry.*

[113] Gurret. (2013). *Libération émotionnelle EFT.* Thierry Souccar.

[114] Kwong. (2014). Fascia-Current knowledge and future directions in physiatry. *The Journal of Rehabilitation Research and Development.* , 875-884.

[115] Esch. (2018). *Les alliés cachés de notre organisme - Les fascias* [Film].

[116] Carrio. (2012). *Un corps sans douleur.* Thierry Souccar.

[117] Zhang. (2000). *Médecine traditionelle: définitions.* OMS : https://www.who.int/topics/traditional_medicine/definitions/fr/

[118] Morrisson. (2008). *Le livre de l'ayurvéda, le guide personnel du bien-être.* Le Courrier du Livre.

[119] Galliford. (2017). Salute to the sun: a new dawn in yoga therapy for breast cancer. *J Med Radiat Sci.* 232–238.

[120] Haines. (2016). Family functioning and quality of parent-adolescent relationship. *International Journal of Behavioral Nutrition and Physical Activity* .

[121] Leary. (2004). The sociometer, self esteem, and the regulation if interpersonnal behavior. En Leary, *Handbook of self regulation.*

[122] Blackburn. (2017). *L'effet télomère.* Guy Trédaniel.

[123] Lachaux. (2015). *Le cerveau funambule.* Odile Jacob.

[124] Illouz. (2018). *Happycratie - Comment l'industrie du bonheur a pris le contrôle de nos vies.* Premier Parallèle.

[125] Smith. (1776). *La richesse des nations.*

[126] Nahon & Arte. (2014). *Capitalisme* [Film].

[127] Labadie. (2018). *Effroi chez les scientifiques après la naissance en Chine de bébés génétiquement modifiés.* Le Temps : https://www.letemps.ch/sciences/effroi-chez-scientifiques-apres-naissance-chine-bebes-genetiquement-modifies

[128] Harari. (2017). *Homo Deus, une brève histoire de l'avenir.* Albin Michel .

[129] Comité international de bioéthique. (2015). *Rapport du CIB sur la mise à jour de sa réflexion sur le génome humain et les droits de l'homme.* UNESCO.

[130] Spelsberg. (2017). Contribution of industry funded post-marketing studies to drug safety. *BMJ* .

[131] Anso. (2018). *Santé, mensonges et (toujours) propagande.* Thierry Souccar.

[132] Chomsky. (2008). *La fabrication du consentement : De la propagande médiatique en démocratie.* Agone.

[133] Sommeil.org. (2015). *Chiffres et statistiques des troubles du sommeil et de l'insomnie en France.* https://www.sommeil.org/comprendre-le-sommeil/chiffres-et-statistiques-des-troubles-du-sommeil-en-france/

[134] INSERM. (2017). *Sommeil.* https://www.inserm.fr/information-en-sante/dossiers-information/sommeil

[135] Stevenson. (2016). *14 jours pour bien dormir.* Thierry Souccar.

[136] Cappuccio. (2010). Quantity and quality of sleep and incidence of type 2 diabetes. *Diabetes Care.* , 414-20.

[137] INSV. (2018). *Le Sommeil des 15-24 ans.* https://institut-sommeil-vigilance.org/2018/12/17/resultats-de-lenquete-2018-insv-mgen-le-sommeil-des-15-24-ans/

[138] Akerstedt. (2004). Shift work and mortality. *Chronobiol Int.* , 1055-61.

[139] Jackowska. (2012). Short Sleep Duration Is Associated with Shorter Telomere Length in Healthy Men.

[140] INSERM. (2017). *Sommeil.*
https://www.inserm.fr/information-en-sante/dossiers-information/sommeil

[141] Stevenson. (2016). *14 jours pour bien dormir.* Thierry Souccar.

[142] Major. (2010). Insulin-Like Growth Factor-I and Cancer Mortality in Older Men. *J Clin Endocrinol Metab.*

[143] Rash. (2013). About sleep's role in memory. *Physiol Rev ,* 681-766.

[144] Stevenson. (2016). *14 jours pour bien dormir.* Thierry Souccar.

[145] Fardet, A. (2017). *Halte aux aliments ultra transformés. Mangeons vrai.* Editions Thierry Souccar.

[146] Lustig. (2017). *Sucre : l'amère vérité.* Edition Thierry Souccar.

[147] Kadiri. (2013). *Troubles du sommeil et syndrome métabolique.* DoctiNews :
https://www.doctinews.com/index.php/doctinews/fondamentaux/item/1927-troubles-du-sommeil-et-syndrome-métabolique

[148] Inserm. (2016). *Microbiote intestinal (flore intestinale) : Une piste sérieuse pour comprendre l'origine de nombreuses maladies.*
https://www.inserm.fr/information-en-sante/dossiers-information/microbiote-intestinal-flore-intestinale

149 Durgan. (2017). Obstructive Sleep Apnea-Induced Hypertension: Role of the Gut.

150 Thompson. (2017). Dietary Prebiotics and Bioactive Milk Fractions Improve NREM Sleep, Enhance REM Sleep Rebound and Attenuate the Stress-Induced Decrease in Diurnal Temperature and Gut Microbial Alpha Diversity. *Front. Behav. Neurosci.*

151 Amias. (20 de 05 de 2017). *Obésité : remplacer un verre de bière par un verre d'eau réduit le risque.* Pourquoi docteur : https://www.pourquoidocteur.fr/Articles/Question-d-actu/21380-Obesite-remplacer-verre-biere-un-verre-d-eau-reduit-risque

152 INSERM. (13 de 03 de 2016). *Alcool & Santé.* https://www.inserm.fr/information-en-sante/dossiers-information/alcool-sante

153 Angelo. (2018). *Caféine et alcool ne font pas bon ménage.* Radio Canada : https://ici.radio-canada.ca/nouvelle/1076405/cafeine-alcool-melange-boisson-energisante-guarana-coma-ethylique-jeunes-sante

154 CENAS. (2017). *Quel est le lien entre sport et sommeil ?* http://www.cenas.ch/blog-du-sommeil/lien-entre-sport-sommeil/

155 Rey. (2017). *Quand le sommeil nous éveille.* Solar.

156 Tosti. (2015). *Le grand livre de l'hypnose.* Eyrolles.

157 Finel. (2004). *Autohypnose : un manuel pour votre cerveau.* (L'Originel, Ed.)

158 Laruelle. (2019). *L'hypnose thérapeutique.* Courrier livre.

159 Miller. (2012). *Jill Miller Gut smash | Feat. Kelly Starrett | MobilityWOD.* YouTube
https://www.youtube.com/watch?v=C8sSUsJ-bTY

160 Vainet. (2001). *Aromathérapie.* Vigot.

161 Lemoine. (2015). *Dormir sans médicaments... ou presque.* Robert Laffont.

162 Weich. (2014). Effect of anxiolytic and hypnotic drug prescriptions on mortality hazards: retrospective cohort study. *BMJ* .

163 Lemoine. (2007). Prolonged-release melatonin improves sleep quality and morning alertness in insomnia patients aged 55 years and older and has no withdrawal effects. *J Sleep Res.* , 372-80.

164 Soleille. (2017). *Patrick Lemoine : La mélatonine efficace contre l'insomnie.* https://www.lanutrition.fr/bien-etre/le-sommeil/la-melatonine-est-elle-efficace-contre-linsomnie-

www.ingramcontent.com/pod-product-compliance
Lightning Source LLC
Chambersburg PA
CBHW062139280526
45788CB00001B/228